原发性肝癌中西医防治与康复管理

国医大师潘敏求肿瘤防治丛书

邓天好　曾普华　刘珍　易钊旭　主编

潘敏求　黎月恒　名誉主编

U0200269

学苑出版社

图书在版编目（CIP）数据

原发性肝癌中西医防治与康复管理/邓天好等主编.—
北京:学苑出版社，2022.5

（国医大师潘敏求肿瘤防治丛书／潘敏求主编）

ISBN 978 - 7 - 5077 - 6407 - 9

Ⅰ.①原…　Ⅱ.①邓…　Ⅲ.①肝癌 - 防治 ②肝癌 - 康复
Ⅳ.①R735.7

中国版本图书馆 CIP 数据核字（2022）第 057888 号

责任编辑：黄小龙
出版发行：学苑出版社
社　　址：北京市丰台区南方庄 2 号院 1 号楼
邮政编码：100079
网　　址：www.book001.com
电子邮箱：xueyuanpress@163.com
销售电话：010 - 67601101（销售部）、010 - 67603091（总编室）
印　刷　厂：北京兰星球彩色印刷有限公司
开本尺寸：880mm×1230mm　1/32
印　　张：6
字　　数：130 千字
版　　次：2022 年 5 月第 1 版
印　　次：2022 年 5 月第 1 次印刷
定　　价：48.00 元

编委会

内容概要

在我国，肝病（肝炎、肝硬化、肝癌等）患者众多，大部分肝癌病人经历了一个由慢性肝炎、肝硬化等慢性肝病到肝癌的长期发展过程。肝癌的发病人数越来越多。一旦疑似或确诊为肝癌，病人及其家属就会出现惊恐、慌乱、焦虑、悲伤等不良情绪。湖南省中医药研究院附属医院肿瘤二科医师在诊治肝癌病人的过程中发现，病人总是反复向医师咨询各种问题，比如："我为什么会得肝癌呀？""我是不是被传染的？""我怎么没有症状？""我现在该怎么办？""我采用什么方法治疗好？""吃中药有没有作用？""我做了手术怎么这么快就复发转移了？"因此，我们将病人及其家属所咨询的问题进行收集、整理，再根据临床经验编辑整理成书，完稿后再经国医大师潘敏求亲自修改、审定，并赐序。

本书为《国医大师潘敏求肿瘤防治丛书》丛书之一，书中以问答的形式呈现原发性肝癌的基本知识、临床症状、发病机制、诊断、检查、治疗、康复、预防以及复发转移等内容，并配有通俗易懂的图片与简单明了的表格。所收录的200个问题，均为临床常见的或病人及家属最想了解的肝癌相关问题。本书集诊断、治疗、康复、预防于一体，熔专业理论、科普知识、通俗表达为一炉，中西合璧，简单明了，内容丰富，资料翔实，深入浅出地阐释了原发性肝癌的中西医内容，凸显了中医药疗法的特色和优势，并附有病人抗肝癌成功的亲身经历。随着《国医大师潘敏求肿瘤防治丛书》的发行推广，将对肝癌病人乃至广大的肿瘤病人解疑答惑，而且对临床医师、医学初学者及肿瘤研究爱好者有所裨益！

序

　　肝癌分为原发性肝癌与继发性肝癌。原发性肝癌是我国发病率、病死率较高的恶性肿瘤之一，被称之为"癌中之王"，具有发现难、诊断难、治疗难、预后差、进展快的特点。本病虽然发病率高，但也不是一蹴而就的，而是有一个复杂而缓慢的过程。当今时代，由于人们生活节奏加快、工作压力增加、饮食结构改变，气候与环境恶化，加之滥用药物，过度治疗或者小病未治，导致本病的发生发展更为复杂、多样，也更加顽固、难治，严重危害人们的生命安全。面对肝癌，人们"谈癌色变"，因而"失了分寸，乱了阵法"。甚至有些病人悲观厌世，做出危害自己与他人的危险行为。其实，人们完全不必如此惊慌失措、消极绝望，因为肝癌是可防可治的！那么，肝癌如何"可防可治"呢？

　　不同的中药各自具有清热解毒、清热除湿、软坚散结、活血祛瘀、以毒攻毒、理气健脾、疏肝理气、扶正补虚等功效，能提高肝癌病人的免疫力，杀死肿瘤细胞，减轻放化疗毒副作用，可补充西医之不足，在缓解症状、提高病人生活质量、延长病人生存期以及"增效减毒"方面具有重要作用。基于此，湖南省中医药研究院附属医院肿瘤二科全体医师齐心协力，团结一致，本着科学客观、务实求真、严谨治学的态度，收集肝癌病人诊治过程中遇见的问题以及病人和家属经常咨询医师的问题，并以"问答形式"

进行解疑答惑，最后整理编写成《原发性肝癌中西医防治与康复管理》一书，为《国医大师潘敏求肿瘤防治丛书》分册之一。该书系统全面地介绍了原发性肝癌的概念、发病机制、临床表现、诊断方法、检查方法、中西医治疗与预防方法以及原发性肝癌的转移复发情况，内容齐全，知识丰富。其重点在于肝癌的治疗、康复、预防，不仅阐述了手术、介入、放化疗等西医防治方法，而且论述了中药汤剂、中成药等中医药防治方法，还针对肝癌病人可能出现的不良生活饮食习惯与异常心理状态，提出了康复及预防方法。因此，可以帮助肝癌病人及家属了解肝癌，懂得如何面对肝癌，明白如何防治肝癌，对于肝癌病人的生活、工作、学习具有一定的指导意义，可为病人造福。

习近平总书记指出：充分发挥中医药在疾病预防、治疗、康复中的独特优势，坚持中西医并重，推动中医药在传承创新中高质量发展，让这一中华文明瑰宝焕发新的光彩，为增进人民健康福祉作出新贡献！关于肿瘤的中医药防治研究，前景宽阔，但是任务艰巨。因此，中医肿瘤医师，尤其是青年医师，应继承、发扬大师们的学术思想与宝贵经验，充分发挥中医药防治肿瘤的独特优势，在肿瘤防治的领域开拓一片新天地，为我国乃至全世界的肿瘤病人解决病痛！

国医大师 潘敏求

二〇二二年二月八日于长沙

前　言

　　国医大师潘敏求，系第四届国医大师，我国著名中医肿瘤专家、肝病专家，国家有突出贡献专家，享受国务院特殊津贴专家，湖南省名中医，全国老中医药专家学术经验继承工作指导老师，潜心于中医药防治肿瘤的研究五十余载，学验俱丰，济世救人，心怀仁爱，德艺双馨。潘老精通肿瘤诊治，尤其擅于运用中医药治疗与预防肿瘤。早在20世纪70年代，其即提出了肿瘤的"瘀毒虚论"，治疗肝癌创"健脾理气、化瘀软坚、清热解毒"之法，立经验方"肝复方"，并研制出我国第一个治疗肝癌的中成药——"肝复乐"。潘老长期致力于"肝炎→肝硬化→肝癌"的"三部曲"演变的防治研究，提出中医药防治亦需强调"早期发现、早期诊断、早期干预"，并在不同病理阶段实现"抗病毒、抗肝纤维化、截断癌前病变"为目的的中医药"整体调节"和"综合治疗"。潘老今已81岁，仍然坚持肿瘤临床、科研、教学工作，为肿瘤病人排忧解难，为肿瘤科研事业开拓创新，为培育中青年肿瘤专家倾囊相授，为我国肿瘤事业无私奉献，获得了病人与学生的赞誉与敬仰。

　　本书主编邓天好、曾普华系国医大师潘敏求学术经验继承人，长期从事肿瘤的临床与科学研究，致力于潘老学术思想与临床经验的传承与创新工作。临床治疗肿瘤运用手术、放疗、化疗、消融、生物免疫及药物口服等西医方法治疗，疗效肯定。但是在消除或缩小瘤体的同时，也给病人带来了治疗所引起的痛苦，如手术风险、治疗不良反应等，严重影响病人的生活质量与生存时间，甚至加速了肿瘤的复发与转移，有些病人因无法忍受治疗的痛苦而拒绝治疗。而中医药疗法就能扬所长，补不足，采用中西医结合治疗肿瘤能起到"增效减毒"的效果。基于此，湖南省中医药研究院附属医院肿瘤二科医师团队通过临床探索钻研、守正创新，在中医、中西结合治疗与预防肿瘤、降低放化疗及药物不良反应、抗肿瘤术后复发和转移等方面积累了丰富的临床和科研经验，并取得了一定疗效。与此同时，在肿瘤的临床诊疗工作中遇到大量肿瘤病人关心的问题，深知肿瘤病人及家属对肿瘤知识的渴求，也深刻体会到病人及家属因缺乏一定的肿瘤知识而造成"病急乱投医"现象，甚至影响肿瘤的治疗与康复。为此，今经征得潘老同意，特组织编写《国医大师潘敏求肿瘤防治丛书》。该丛书在力求介绍肿瘤西医理论与治疗技术的同时，还阐述了中医药理论与防治特色，理论与临床紧密结合，突出了实用性与科普性。该丛书汇总了湖南省中医药研究院附属医院肿瘤二科全体医师治疗肿瘤的临床经验，弘扬了国医大师的学术思想，彰显了中西医结合疗法的优势，可为医林增辉。

本书即将付梓之际，感谢湖南省中医药研究院附属医院的鼎力支持，感谢潘敏求国医大师的悉心指导与赐序！并向所有引用文献的作者、编辑者、出版者，以及为本丛书出版付出辛勤劳动的全体编委会成员致以衷心的感谢！对于书中存在的不当和疏漏之处，敬请读者批评雅正！

邓天好

壬寅虎年初春于岳麓山下

目 录

第一章

肝癌的基本知识

1. 你了解自己的肝脏吗?

答:大家都知道"肝脏"这一器官,但是你真正地了解它吗?

肝脏是人体最大的实质性内脏器官。大部分位于右季肋部及上腹部,小部分位于左季肋区,由左叶、右叶两部分组成。肝脏是人体中非常重要的器官之一,其功能强大而复杂,具有解毒、代谢、分泌胆汁、造血储血、调节循环血量、免疫防御等作用。它不仅参与体内蛋白质、脂肪和碳水化合物的代谢,储存维生素等物质;还能合成血浆蛋白和各种凝血因子,合成胆汁和产生胆红素;并且参与机体的解毒、防御和免疫功能,清除来自脾脏内的细菌和内毒素,解除和排泄进入体内和体内产生的各种有毒物质。因此,如果肝脏受损,未能得到及时治疗,最终可发展为肝硬化、肝癌、肝衰竭等疾病。

2. 什么是癌细胞?

答:癌细胞,是一种变异细胞,是产生癌症的病源。正常细胞由于物理、化学、病毒等致癌因子导致原癌基因和抑癌基因突变而转变为癌细胞。癌细胞与正常细胞不同,其有无限增殖、侵袭和易转移三大特点，即它能够无限增殖，并破坏正常的细胞组织。癌细胞除能进行无限分裂外，还会局部侵入周围正常组织，甚至通过体内循环系统或淋巴系统转移到身体其他部位。癌细胞大致分为三大类：鳞癌、腺癌、未分化癌。鳞癌包括高分化（角化型）鳞癌、低分化（非角化型）鳞癌；腺癌包括高分化腺癌、低分化腺癌；未分化癌，即小细胞型未分化癌。

3. 什么是癌基因?

答：癌基因，指的是能引起动物宿主细胞恶性转化的基因。原癌基因（细胞癌基因）指的是存在于生物正常细胞基因组中的癌基因。正常情况下，原癌基因处于低表达或不表达状态，并发挥重要的生理功能，但在某些条件下，如病毒感染、化学致癌物或辐射作用等，原癌基因可被异常激活，转变为癌基因，从而诱导细胞发生癌变。

4. 什么是抑癌基因?

答：抑癌基因，也称为肿瘤抑制基因，俗称抗癌基因，是一类存在于正常细胞内可抑制细胞生长并具有潜在抑癌作用的基因。其功能的丧失可引起细胞恶性转化而发生肿瘤。确定一种细胞基因是否为抑癌基因应符合以下标准：（1）该基因在与恶性肿瘤相应的正常组织中有正常表达。（2）该基因在恶性肿瘤中有结构改变或功能缺失。（3）将该基因的野生型导入缺失这种基因的肿瘤细胞内，可部分或全部抑制其恶性表型。

5. 什么是癌组织的高、中、低分化?

答："分化"，指的是肿瘤组织的成熟程度。临床上，癌组织的分化程度可分为低分化、中分化、高分化。

肿瘤组织的分化程度越高，恶性程度越低；反之，分化程度越低，恶性程度就越高；未分化则表示恶性程度最高。因此，高分化的肝癌细胞恶性程度较低，治疗相对容易；中分化的肝癌细胞恶性程度一般，需要积极治疗；低分化肝癌细胞分化程度低，恶性程度高，治疗相对困难。未分化和低分化者即使做了手术切除，其复发和转移的概率要高于中分化和高分化者，是术后病人预后不良的重要因素之一。

6. 什么是细胞的增生、化生、非典型增生？

答：一般认为，恶性肿瘤的发生发展是一个逐渐转化的过程，即：正常→增生→非典型增生→原位癌→浸润癌。

细胞增生，是指某种细胞数量上的增多，往往伴有细胞体积增大，通常称为肥大。局部上皮增厚、淋巴细胞或淋巴滤泡增生，都是局部组织对某些刺激的反应，属于良性增生，是可复性的。

细胞化生，是指细胞或组织在某些因素刺激下转变成另一种同源性质的组织或细胞。化生是机体对外来刺激的一种保护性反应，能抗拒外来刺激，但是化生后局部有可能失掉原有的功能。

细胞非典型增生，又称为细胞不典型增生、异型增生等。不典型增生不但表现为细胞数量的增多，而且表现出细胞的异型性。非典型增生是肿瘤从良性到恶性的中转站，是癌前病变的形态学改变，但还不足以诊断为癌，故称之为"癌前病变"。不典型增生在某些因素的刺激下，可能转变成癌症。

3

7. 肝脏肿瘤一定是肝癌吗?

答:肝脏肿瘤不一定是肝癌。

肝脏肿瘤是指发生在肝脏部位的肿瘤病变。很多人一旦发现肝脏有肿瘤,就怀疑是肝癌,其实肝脏肿瘤并非完全是肝癌,其包括良性肿瘤与恶性肿瘤。(1)肝脏良性肿瘤。根据组织学特点可将其分为肝细胞性、胆管细胞性、血管性、间叶性以及间叶上皮混合性等,比如:肝细胞腺瘤、肝管细胞腺瘤、肾上腺残余瘤、血管瘤、错构瘤,其他还有中胚层组织的良性肿瘤(如脂肪瘤、纤维瘤、混合瘤等)。(2)肝脏恶性肿瘤。肝脏恶性肿瘤包括肝癌以及肝肉瘤,而肝癌又包含原发性肝癌、转移性肝癌。

8. 肝脏良性肿瘤一定会转变为恶性吗?

答:肝脏良性肿瘤不一定会转变为恶性肿瘤。

良性肿瘤和恶性肿瘤之间的界限并非是绝对的,良性有可能向恶性转变,也有可能不转变。即使良性向恶性演变,其过程也呈渐进性,需要经历一个漫长的过程,可能长达 10 年甚至 20、30 年之久。并且存在着一些良恶性之间的中间型肿瘤、临界性肿瘤或交界性肿瘤。在漫长的过程中,良性肿瘤细胞在诸多因素如遗传、体质、病情、治疗以及环境等因素的综合作用之下,逐渐发生基因变异,导致恶性变化。因此,肝脏良性疾病的病人完全不必过于担忧,但是定期进行相关检查是必须的,如 B 超、CT、磁共振以及肿瘤系列的实验室检查等。

9. 什么是肝癌?

答:肝癌分为两种:原发性肝癌与继发性肝癌。

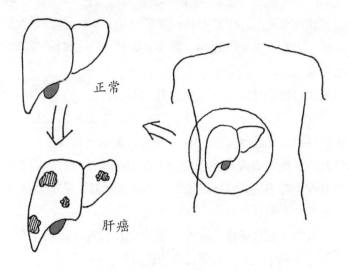

正常

肝癌

原发性肝癌(本书均以肝癌简称)，即通常所说的"肝癌"，是指原发于肝细胞或肝内胆管上皮细胞的恶性肿瘤。原发性肝癌发生于肝脏本身，大多有肝炎、肝硬化等肝脏基础疾病，是肝病长期不愈的结果。

继发性肝癌，又称为转移性肝癌，是指其他组织或器官的癌细胞通过血液或淋巴系统转移至肝脏，在肝脏内形成的转移癌灶。肝脏本身并没有问题，完全是被其他部位的肿瘤所受累，其中以结直肠癌、胃癌、胰腺癌、肺癌肝转移比较常见。

10. 原发性肝癌分为哪几种?

答：原发性肝癌在组织病理学上分为肝细胞性肝癌、胆管细胞性肝癌和混合细胞性肝癌，其中以肝细胞性肝癌最为常见。

肝细胞型肝癌，又称为肝细胞癌(HCC)，占肝脏原发恶性肿瘤的85%～90%，是一种全球范围最常见的恶性肿瘤，病死率较高。HCC 是由肝实质细胞（多角细胞）起源的肝癌，多在严重化学损伤、肝性病毒性肝炎长期迁延后演变而来。

胆管细胞性肝癌，又称为肝内胆管细胞癌、肝内胆管癌（ICC），是指起源于二级胆管及其分支上皮的腺癌。其占肝脏原发恶性肿瘤的 10% ~ 15%，发病率仅次于肝细胞性肝癌，确切病因尚不清楚，大多为胆源性。肝内胆管癌以肝左外叶多见，瘤体直径 2 ~ 15cm，可包裹累及的胆管，肝组织常有胆汁淤积，少有肝硬化。

混合细胞性肝癌，即由肝细胞癌和胆管细胞癌混合组成，其发病率较低，但是侵袭性较高。

11. 什么是小肝癌、大肝癌？

答：小肝癌与大肝癌主要是针对瘤体而言。

小肝癌，又称为亚临床肝癌或早期肝癌，临床上无明显肝癌症状和体征。我国小肝癌的诊断标准是：单个癌结节最大直径不超过 3cm；多个癌结节数目不超过 2 个，其最大直径总和应小于 3cm。其具有以下几个特点：（1）小肝癌的分化与癌灶大小有关。（2）小肝癌呈膨胀性、浸润性生长。（3）大多的小肝癌呈 Ⅰ ~ Ⅱ级高分化表现。（4）少有肉眼可见的癌栓，癌结节多呈球形，边界清楚，切面均匀一致，无出血及坏死。

大肝癌，是指单个癌结节直径 > 5 cm、呈膨胀性生长、有包膜或假包膜形成的大肝癌或巨大肝癌，其肿瘤病理特征和生物学特性与小肝癌相同。不同之处在于：（1）大小：瘤体的大小有异。（2）分期：小肝癌为早期阶段，容易切除，不容易转移，而大肝癌则难以切除，也容易转移。（3）

预后：小肝癌的术后预后及存活时间较大肝癌好。当小肝癌发展到一定程度时，就会变为大肝癌，肝癌的大小在一定程度上反映了病程的早晚。

12. 中医学中有没有"肝癌"？

答：早在几千年前的《黄帝内经》中就已记载有"肝癌"的相关内容。

肝癌这一病名是西医学病名，中医学中并无肝癌这一具体的病名。如《灵枢》中载有"伏梁"与"肥气"等名称，描述为"上腹有块，吐血"。还载有"在胁之下，若覆杯"，指出上腹有块如同覆盖的杯子。《难经》中同样有"在右胁下，覆盖大如杯"的记载，并指出了具体的位置。之后相继出现相关病名，如"癥瘕""黄疸""鼓胀""胁痛""肝痈""肝壅""痞气""僻黄""脾积""息贲""积聚"等。中医学认为，肝在五行中属"木"，其性喜条达而恶抑郁。因此，肝气宜升发柔和、舒展畅达，不宜压抑郁滞。肝脏具有调畅气机、调节情志、协助消化、贮藏血液、调节血流量的功效。若肝脏功能障碍，会导致人体气血瘀滞不通，湿痰瘀毒壅结不化，免疫力下降，从而产生肝癌。

13. 肝癌有没有癌前病变?

答：肝癌是有癌前病变的。

癌前病变，是指从正常组织到发生癌变的中间阶段，具有癌变倾向，但不一定演变成癌的病变。肝癌的癌前病变主要包括肝异型增生灶和肝异型增生结节，如肝细胞腺瘤样增生、肝细胞不典型增生等。其高危因素有肝硬化、

7

乙肝病毒感染、丙型肝炎病毒感染、代谢相关脂肪性肝病，以及致癌物质(如黄曲霉毒素)的长期暴露等。由于上述原因而受损的肝细胞在复原与再生过程中生物学特征逐渐改变，慢性炎症及纤维化过程中活跃的血管增生为肝结节的异型增生和形成提供了条件，癌基因的表达逐渐增高，而抑癌基因得到抑制，由此产生肝癌。

肝癌一开始并没有癌症迹象，但是在从慢性肝病向肝癌的恶性转化过程中，可能某些疾病或某种表现，比如肝区不适、食欲下降、厌油、神疲乏力、消瘦等。如果发现存在癌前病变，人们也不必恐慌。癌前病变并不是癌，不可将癌前病变与癌症等同起来。虽然癌前病变大多数不会演变成癌，但是也不可放松警惕，必须定期体检，一旦发现异常，立刻进行与肝癌相关的检查与治疗。

14. 为什么称肝癌为"癌中之王"?

答：人们称肝癌为"癌中之王"。

肝癌具有发现难、诊断难、治疗难、预后差、进展快的特点，其发病率、病死率较高，因而称之为"癌中之王"。(1)肝癌的发病比较隐匿，早期多无明显不适症状，容易被病人忽视，因此给肝癌的诊断带来一定困难。(2)大部分病人确诊为肝癌时就已是晚期，治疗复杂而困难。(3)肝癌病人经诊治后，部分病人的病情仍进展较快，有些病人的生存期仅 6～12 个月。(4)肝脏具有双重血液供应，血液循环丰富，从而导致肝脏肿瘤生长快，也易出现复发或者转移，预后往往不佳。

15. 确诊肝癌后怎样防止"病急乱投医"?

答：确诊为肝癌后，病人及家属往往出现害怕、焦虑，甚至悲观、绝望等消极情绪。此时最易"病急乱投医"，这不利于治疗。因此，病人及家属应冷静理智地寻找最佳的解决办法。

（1）应尽早去有资质的正规医院就诊。对于肝癌病人来说，多学科参与的系统化、规范化的全程治疗、康复与管理至关重要。因此，病人所就诊的医院应具有齐全的医疗设备（如彩超、CT、磁共振、放疗设备、ECT 或 PET－CT 等）与医疗科室（如肿瘤内科、肝胆外科、介入科、影像科、放疗科、肝病科、消化内科等）。（2）应就诊于肿瘤专科、肝胆专科等具备相关诊疗经验的专科医师。病人及家属可查阅肝癌相关科普资料及专业人士的医学背景，了解该病目前的治疗现状及预后；根据自身家庭情况，理智地选择肝癌的治疗方案，切忌道听途说的"祖传秘方""灵丹妙药""药到病除"等。（3）应做好各方面的准备。确定好具体医院及医师后，可通过医院官网、微信公众号等获得该医师的具体出诊时间，提前网络预约挂号；家属尽可能地陪同病人就诊；就诊时准备好病历本及既往就诊资料；若需行肝功能或肝脏影像学检查，请空腹就诊；病人及家属一定要有积极乐观的心态，勇敢坚强地面对一切。

16. 原发性肝癌的发病率、病死率、生存率是多少？

答：根据统计全球癌症流行病数据库（GLOBOCAN）2020 公布的新数据，全球肝癌的年新发病例数达到 90.6 万人，居于恶性肿瘤第 6 位，死亡 83 万人，居于恶性肿瘤的第 3 位。原发性肝癌在我国尤其高发，是排名第 5 位的常见恶性肿瘤和第 2 位的肿瘤致死病因。2020 年新增病例 41 万，死亡病例 31.9 万。肝癌的预后很差，发病率与病死率

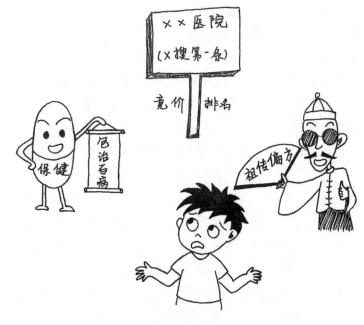

切勿病急乱投医

之比达到 1∶0.9。在北美国家和地区，5 年生存率达 15% ~ 19%，而在我国仅为 12.1%，严重威胁人们的生命。《健康中国行动 (2019 - 2030 年)》指出：我国癌症防治的下一阶段具体目标是到 2022 年和 2030 年，总体癌症 5 年生存率分别不低于 43.3% 和 46.6%。

17. 肝癌发病有没有"地域对待"？

答：肝癌发病有"地域对待"。

全世界肝癌的发病率和病死率是具有地域差异性的。国外主要分布于东南亚和东南非。南北美、北欧、大洋洲是发病率较低的地区。中国肝癌病例数占世界肝癌病例总数的近一半。在我国，肝癌的发病地区也是不均匀的，具有不同的地理分布特点：东南亚地区高于西北、华北、西南地区，沿海高于内陆，沿海岛屿和江河海口又高于沿海其他地区。江苏启东、海门，福建同安，广东顺德，广西扶绥是我国肝癌的主要高发区。

18. 肝癌发病有没有"男女差异"？

答：肝癌发病有"男女差异"。

肝癌多见于男性，男女发病率之比在高发地区为 3 ~ 4∶1，在低发地区为 1 ~ 2∶1。中国肝癌标准化发病率男性为 35.2/10 万，女性为 13.3/10 万。女性发病高峰年龄段比男性大 5 岁左右。我国高发地区的男女比例较大，如扶绥县男女比例为 5.46∶1，启东市为 3.46∶1。

19. 肝癌发病有没有"年龄喜好"？

答：肝癌发病有"年龄喜好"。

肝癌可在各个年龄段发病，平均患病年龄为 43.7 岁。其高发年龄集中在 40 ~ 60 岁，且在某些高发地区，发病年龄提前到 30 ~ 35 岁，45 岁达高峰。如肝癌高发区扶绥县肝癌病人的平均年龄为 42.5 岁，江苏启东市则为 48.5 岁。

20. 肝癌会不会"遗传"？

答：肝癌不会"遗传"。

目前尚无确切的医学证据支持肝癌会遗传，但是其具有一定的家族聚集现象，这说明肝癌病人的家族成员对肝癌致癌因子较为敏感。其发病率呈现出病人一级亲属、二级亲属的递减趋势，但均高于群体发病率。肝癌家族性发病，并非由遗传因素所致，而是取决于个体的遗传易感性

11

和环境致癌物的共同作用。如果同一家族中多人发生肝癌，考虑与家人相同的饮食习惯、生活方式，或个人的易感体质，或肝炎病毒传染等因素有关。因此，家族中某一人患有肝癌，其他人应引起警惕与重视，及时去医院体检。

21. 肝癌会不会"传染"？

答：肝癌不会"传染"。

肝癌本身是没有传染性的，但是由病毒性肝炎（主要为乙型肝炎和丙型肝炎）所致的肝癌病人是有传染性的。如果身边的家人或亲戚朋友被诊断为肝癌，应该马上明确原因，是否存在病毒性肝炎，从而避免被传染。如果发现得了肝炎，应该积极治疗，防止由病毒性肝炎或者其他原因所引起的肝炎造成肝硬化，进而发展为肝癌。

22. 你属于肝癌"危险人群"吗？

答：肝癌危险人群容易罹患肝癌。

肝癌危险人群包括：有肝癌家族史者；患有乙肝、丙肝，或乙肝、丙肝病毒携带者；40 岁以上男性或 50 岁以上女性，有慢性肝炎病史者；慢性肝胆疾病长期不愈者；长期嗜酒者；临床诊断为肝硬化者；长期食用腌制、烟熏、烧烤等食品者；长期进食黄曲霉菌及其霉素污染的食物者；常年饮用被污染的塘水、浅沟水者；有严重高脂血症、糖尿病等病史者；长期接触某些化学致癌物质者；长期工作压力过大、工作负荷过重，或长期精神压抑或长期熬夜者。

23. 肝癌危险人群需要进行筛查吗？

答：肝癌危险人群必须要进行筛查。

中国临床肿瘤学会（CSCO）制定的《原发性肝癌诊疗指南2020》中对肝癌的高危人群制定出了筛查方案：（1）血清 AFP 等肿瘤标志物和肝脏超声检查，建议至少每隔 6 个月检查一次。（2）超声检查可疑者，必须进行影像学检查如动态增强 CT 和/或 MRI 扫描等。

第二章

肝癌的临床表现

24. 如何识别肝癌的早、中、晚期?

答：肝癌病人确诊后，病情有早中晚之分。

根据症状轻重进行区别。早期：病人无任何明显症状，偶尔感觉轻微的症状，如乏力、厌油恶心、食欲减退、易感冒、易疲劳、牙龈出血、背痛、腹部不适等。中、晚期：主要表现为消化系统症状明显，如食欲不振、恶心、呕吐等，以及其他症状，如消瘦、发热、肝部疼痛、腹胀、呕血、便血、黄疸、面色发黄、大量腹水、尿少等。

根据肿瘤大小、是否有血管侵犯、是否有远处转移进行判定。早期：肿瘤属于单发，<5cm；或者肿瘤数≤4个，无血管侵犯。

中期：肿瘤>5cm，或者合并有血管的癌栓、血管的侵犯。

晚期：肿瘤较大，并出现了远处转移，或者侵犯了一些较大的血管。此外，根据肝功能的分级，如果肝功能的分级属于C级，无论肿瘤大小，都属于晚期。

25. 早期发现肝癌，为什么如此之难?

答：肝癌很难早期发现，这与肝脏特殊的结构与功能相关。

（1）肝脏本身是没有痛觉神经的，因此缺少疼痛感觉。如果病人能感觉到肝脏疼痛或其他不适症状，说明肿瘤已经不小了，甚至可能存在转移。(2)肝脏具有强大的代偿功能，极小的肿瘤很难影响肝脏的代偿功能，因而不容易出现症状。(3)人们的健康意识不强，往往忽视了极细微的症状，加之不能定期体检，从而导致无法早期确诊。因此，对于肝癌高危人群或出现肝癌"第一信号"的人群，一定要及早、定期进行防癌筛查。

26. 什么是肝癌的"第一信号"?

答：肝癌很难被及早发现，但是出现下面这些"信号"，就要警惕了。

（1）消瘦，乏力，易感冒，易疲劳，面色暗沉，贫血，各系统器官的出血(牙龈出血、便血、皮下出血)等。(2)大便异常，大便颜色偏黑。(3)反复低热，多为37.5℃ ~ 38.0℃，偶尔可达39℃以上。(4)腹部胀闷、疼痛。(5)不明显的隐痛，可出现在腹、肝区、背、肩、关节等各个部位。(6)厌油、厌食、恶心呕吐、食欲减退等消化系统症状。(7)黄疸(面色黄、眼睛巩膜黄染)。(8)腹部静脉曲张，肝掌，蜘蛛痣。(9)肝病面容，如面部、眼眶周围晦暗，无光泽，色素沉着。(10)某些肝病表现，如肝炎、肝硬化等。(11)实验室检查发现甲胎蛋白(AFP)升高明显。(12)肝脏 B 超、CT、磁共振等影像学检查结果提示肝脏占位性病变。虽然肝癌早期难以觉察，随着肝癌的不断进展，"第一信号"会越来越明显。因此，大家不可放过任何的"蛛丝马迹"，平时要及时进行体检。

27. 肝癌病人有哪些常见的症状与体征?

答:肝癌病人随着病情发展,会某些出现症状与体征。

(1)食欲明显减退,腹部胀闷,消化不良,恶心呕吐,厌油和腹泻等消化道症状。(2)右上腹疼痛,间歇或持续性钝痛或胀痛,可伴有右肩、右背或右腰疼痛。(3)乏力,疲倦,消瘦。(4)持续发热或午后低热。(5)体质虚弱,男性乳房发育(乳房、乳头、乳晕增大及乳房胀痛)下肢水肿等。(6)原发性肝癌多由慢性肝炎、肝硬化发展而来,故常见慢性肝病及肝硬化体征,如肝病面容、面色暗黑、蜘蛛痣、肝掌、腹壁静脉曲张、上腹部包块、腹腔积液、肝大、腹水、黄疸、脾大、肝区血管杂音以及牙龈出血、皮下瘀斑等出血倾向等。

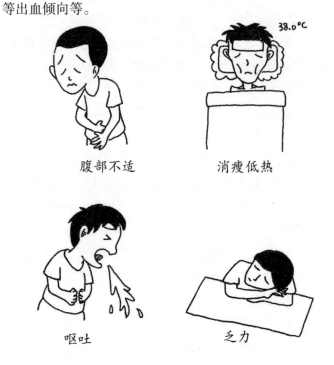

腹部不适　　　　　　消瘦低热

呕吐　　　　　　乏力

28. 肝癌晚期的常见并发症有哪些?

答:晚期肝癌病人会出现各种并发症,若不及时处理,危及生命。

(1)肝癌自发性破裂出血:临床主要表现为上腹部疼痛、贫血、出血,出血量大者可引起低血压、休克、血性腹水等。(2)肝性脑病:临床主要表现为精神错乱与动作行为异常。(3)上消化道出血:合并食管胃底静脉曲张者,易出现上消化道出血,可诱发出血性休克或肝性脑病而导致死亡。(4)血性胸腹水:血性胸腔积液常见于右侧。(5)继发性感染:常见肺炎、败血症、肠道感染及真菌感染等。(6)梗阻性黄疸:皮肤与巩膜黄染、尿黄、大便陶土色、皮肤瘙痒等。(7)门静脉癌栓:恶心、腹痛(肝区隐痛)、脱水、门静脉高压等。(8)腹腔积液:门静脉高压、低蛋白血症、腹膜受浸润、门静脉或肝静脉内癌栓形成、肝硬化等均可导致腹腔积液。(9)肝肾等脏器功能衰竭。

29. 肝癌病人会出现淋巴结肿大吗?

答:肝癌病人有可能会出现淋巴结肿大。

肝癌病人如果出现淋巴结肿大(脖子、腋下及腹股沟淋巴结等处),首先考虑是否存在肝癌转移。淋巴道转移是肿瘤转移的重要途径之一,是肿瘤转移的早期行为,如果及时诊治,病情可好转。但是淋巴结肿大,并不表示一定是转移,也可能因其他原因引起。因此无论有无淋巴结肿大,需要医师定期进行检查。

30. 什么是肝性脑病?

答:肝性脑病又称肝性昏迷,是指严重肝病引起的、以代谢紊乱为基础的中枢神经系统功能失调的综合征，其主要临床表现是意识障碍、行为失常和昏迷，是肝癌发展到了终末期之后的一个常见并发症，亦是肝癌病人死亡的原因之一。肝癌肝性脑病与病人肝功能的衰竭程度及血氨水平有关。其主要表现为：上腹部肿块、肝区疼痛、消瘦、食欲减退等肝癌相关症状，以及神志恍惚、意识混乱、定向力和计算力减退，嗜睡等神经、精神症状。严重者出现昏迷及扑翼样震颤等。实验室检查发现肝功能异常及血氨升高和(或)支链氨基酸/芳香氨基酸比例下降或倒置。可能存在脑电图或视觉诱发电位异常。

31. 什么是肝癌伴癌综合征？

答：肝癌伴癌综合征，是指肝细胞型肝癌病人由于肝癌本身的代谢异常，或癌肿产生的某些物质进入血流并作用于远处组织，由此对机体产生各种影响而引起的一组临床证候群。其包括：(1)低血糖；(2)红细胞增多症；(3)高钙血症；(4)高纤维蛋白原血症；(5)血小板增多症；(6)高胆固醇血症；(7)白细胞增多症；(8)内分泌系统病变：高甲状腺素血症、性早熟、男子女性化、男子女性型乳房；(9)其他：皮肤卟啉症、神经系统表现、高血压病等。

32. 肝癌病人会出现癌栓吗？

答：肝癌病人可能会出现癌栓。

癌栓是指癌细胞在生长、繁殖、转移过程中，侵袭或堆集血管和淋巴系统，形成新的癌组织。癌栓可发生在大小动静脉、淋巴管、微循环，是可以流动的，经血运循环到全身各个脏器，从而形成转移癌。肝癌癌栓，指的是肝癌的癌细胞经过血流缓慢、狭窄的血管时，容易黏附在血管壁，使得大量癌细胞发生聚集，从而形成的血栓样物质。肝癌的癌栓以门静脉癌栓最为多见，是肝癌较为严重的并发症。其加重门静脉高压，使肝脏缺血而损害肝功能；还影响下腔静脉的回流，造成腹水增多、下肢严重水肿等。癌栓是肝癌发生血行转移的重要因素，加速癌细胞转移。一旦出现癌栓，多提示病变已至晚期，预后不佳。

33. 肝癌病人会出现肝区疼痛吗？

答：肝癌病人不一定会出现肝区疼痛。

肝脏内部是缺乏痛觉神经的，但是肝脏表面有一层肝包膜，其上有痛觉神经。当肝脏发生炎症或肿瘤较大时，由于刺激薄膜而发生肝区不适或疼痛。肝癌病人呈现出持续性或间歇性的肝区疼痛（右侧胁肋部），疼痛性质多种多样，可表现为刺痛、胀痛、钝痛等。如果肿块破裂，可能引起剧烈疼痛，严重时呈刀割样疼痛。如病灶侵犯膈肌，疼痛可牵涉右肩或右背部。肝癌晚期出现远处转移，则表现为转移灶部位的疼痛，如胸腰椎转移则出现背部、腰部疼痛；肺转移则出现胸痛等。

34. 肝癌病人的疼痛是骨转移性疼痛吗？

答：肝癌病人的疼痛不一定是骨转移性疼痛。

肝癌病人的任何部位都可能出现疼痛，肝癌疼痛一般分为四种类型：（1）神经病理性疼痛。此类疼痛主要是由神经系统受到肿瘤侵袭或压迫所致，单纯应用常规镇痛药效果不佳。（2）骨转移性疼痛。骨骼疼痛是肝癌病人骨转移的主要症状。(3)内脏痛。肿瘤侵犯内脏器官引起的疼痛，这也是肝癌转移后的并发症。(4)爆发痛。爆发痛是指在基础疼痛相对稳定，镇痛药物充分应用的前提下，因某种触发因素而引起疼痛短暂加重。爆发痛病人多有慢性疼痛病史，由一系列不同性质的疼痛组成，病情复杂，病人往往难以忍受，疼痛不易控制。

35. 肝癌病人的癌痛，忍一忍会减轻吗？

答：肝癌病人的疼痛，并不会因为忍耐而减轻。

癌痛，即癌性疼痛，是疼痛部位需要修复或调节的信息传到神经中枢后引起的感觉，即肿瘤本身或肿瘤治疗方法侵犯感觉神经系统而造成的疼痛，是晚期肝癌病人的主要痛苦之一。癌性疼痛的原因可分三类：肿瘤直接引起的疼痛，约占88%；肿瘤治疗引起的疼痛，如手术、放化疗药物等，约占11%；肿瘤间接引起的疼痛，约占1%。

绝大多数的癌痛是由肿瘤所致，这一诱因持续存在，因而疼痛会反复发生，甚至持续加重，绝非"忍一忍"就能解决的。相反，长期的癌痛不仅会导致身体痛觉过敏，使疼痛程度加重，并且会影响病人的食欲、睡眠、身体代谢和机体免疫力等，甚至使得病人失去治疗和生存的信心。癌痛病人的"忍一忍就会过去"的想法，除了受"能忍则忍"中国传统文化的影响外，更多的是来自对止痛药的恐惧。病人害怕止痛药的"成瘾性"与不良反应，不愿意服用止痛药。其实，科学、规范地服用止痛药，可使体内的药物形成稳定的血药浓度，所需的剂量较少，"成瘾"的风险亦很低。若因某一种止痛药的长期使用而产生了耐受性，则需要逐渐加大药量。此时，病人也不必惊慌，这不一定就会造成"成瘾"。对于止痛药的不良反应，其发生率低，可以通过对症治疗而缓解。

36. 肝癌病人会出现骨转移性病变吗？

答：肝癌病人不一定会出现骨转移性病变。

骨骼是恶性肿瘤最常见的转移和受累的部位。骨转移性病变主要包括疼痛、高钙血症、病理性骨折、脊髓压迫或神经根压迫等。大多是因为恶性肿瘤在骨内生长，并伴随着周围神经的侵入、压迫，炎性因子和肿瘤因子的释放以及细胞信号通路等的改变，从而发生骨转移性病变。其中，骨转移性癌痛是最为复杂难治的病变之一。其开始表现为一种钝性的、持续性的疼痛，随着病情进展，将出现自发性的和骨骼活动引起的疼痛。

37. 肝癌病人会出现失眠吗？

答：肝癌病人可能会出现失眠。

肝癌病人因为心理或躯体上的症状导致心神不宁而无法入睡。此时不仅要缓解疼痛、呕吐等躯体症状，而且要改善恐惧、焦虑、抑郁、悲伤等心理问题。

中医学认为肝主藏血，卧则血归于肝，肝血充足，人才能维持正常的昼夜作息。而肝癌病人经手术、介入、放化疗等抗肿瘤治疗后多出现肝血不足，肝阴亏虚，则出现入睡困难。长期失眠可影响肝癌病人的心理健康。中医治以调养肝血、滋养肝阴之法，临床常服用中药汤剂治疗失眠，如酸枣仁汤等；或在抗癌中药方中加入镇静安神的中药，如酸枣仁、夜交藤、生龙骨、牡蛎、百合、合欢皮、制远志、莲子、珍珠母等。亦可配合其他疗法，如膳食调理、针灸推拿疗法、五行音乐疗法、八段锦、太极拳等。经过治疗，肝气条达，疏泄有序，肝血充足，魂有所归，思有所定，则可安神助眠。

38. 肝癌病人会出现恶心呕吐、腹痛腹泻吗？

答：肝癌病人可能会出现恶心呕吐、腹痛腹泻、食欲下降、厌食、厌油腻等消化道症状。其原因主要为以下几方面：(1)肝癌的肿瘤压迫胃肠道所致。(2)肝功能损害出现转氨酶升高所致。(3)高胆红素血症所致。(4)腹腔积液或腹腔感染所致。(5)癌细胞转移至胃肠道所致。(6)放化疗等治疗方法及药物所致。

每一位肝癌病人的胃肠道症状各有不同，临床需要针对具体症状进行对症处理。不管出现何种消化道症状，都需要揪出"元凶"。只有明确了原因，才能从根本上消除症状。胃肠道症状，首先要调理饮食，食用清淡易消化饮食。如果是感染所致者，就要抗感染；腹腔积液所致者，则需用利尿消肿药物或腹腔穿刺抽水；肝功能损伤所致者，应护肝降酶；胆红素升高者，应降胆红素；肿瘤本身所致者，应解决病灶问题；药物所致者，应减少药物剂量甚至停药；治疗方法所致者，需要根据具体情况处理。对于症状急性发作时，尚未检测出具体原因者，应对症处理。如呕吐者，予以止呕药，如胃复安(甲氧氯普胺)、苯海拉明联合地塞米松、昂丹司琼等。腹痛者，不可"见痛止痛"，需要根据疼痛原因来治疗。癌性疼痛则需要酌情止痛。腹泻者，服用蒙脱石、盐酸洛哌丁胺(易蒙停)止泻，双歧杆菌调节肠道菌群。呕吐腹泻严重者，可能会出现电解质紊乱、血容量低、蛋白丢失、营养不良、脱水尿少等并发症，需要密切观察，及时纠正并发症。

除了西医治疗外，还可以配合中药治疗，在抗癌的中药方中加入止呕（竹茹、高良姜、生姜、紫苏叶、藿香、白豆蔻等），止泻（五味子、金樱子、泽泻、白豆蔻等），止痛（延胡索等），健脾消食（山楂、谷芽、麦芽、鸡内金等）类中药。针灸按摩等中医特色疗法亦能有效缓解消化道症状。

39. 肝癌病人会出现呕血、黑便吗?

答：肝癌病人可能会出现呕血、黑便，这也属于消化道症状。呕血为上消化道出血，黑便为下消化道出血。

肝癌本身为消化道疾病，其可引起门静脉高压，导致食管胃底静脉曲张，进而引起消化道出血。但是消化道出血不完全是由肝癌引起的，其他胃肠食管的病变也能导致出血，如癌细胞的转移、药物、治疗方法等所引起的胃肠食管病变。无论是呕血还是黑便，都要及时治疗，不可掉以轻心。肝癌病人的凝血功能较差，往往出血情况比较急，且量大，病情凶险。呕血者，要禁食，观察血压，防止呕吐物窒塞食管、气管而引起窒息。治疗上要及时止血，量不大者，采用肾上腺色腙片（安络血）、酚磺乙胺（止血敏）、氨基己酸等止血药止血；量大且病急者，则要通过手术止血。长时间的呕血、黑便，可能会导致血容量下降、贫血、营养不良等并发症，因此要配合补充血容量，纠正贫血（补铁和红细胞生成刺激剂药物），严重贫血者要进行输血。

除了西医治疗外，还可以配合中药治疗，在抗癌的中药方中加入当归、熟地黄、白芍、阿胶、何首乌、龙眼肉等补血药，以及大蓟、小蓟、白茅根、侧柏叶、三七、蒲黄、茜草、白及、藕节等止血药。这对于缓解症状，提高免疫力具有一定的作用。

40. 肝癌病人会出现黄疸、瘙痒吗?

答：肝癌病人可能会出现黄疸、瘙痒。

正常人血清中总胆红素浓度为 $1.7 \sim 17.1 \mu mol/L$。如果血清总胆红素 $>34.2 \mu mol/L$，则为黄疸。对于血清胆红素超过正常值而无肉眼可见的黄疸，则称为隐性黄疸，此时血清胆红素浓度常 $<34.2 \mu mol/L$。黄疸的原因主要有：(1)癌组织广泛播散，或并存肝硬化及慢性肝炎，导致肝组织细胞损伤严重，从而发生肝细胞性黄疸。(2)肝癌肿块、肝门部转移恶性淋巴结肿大压迫胆管，或肿瘤侵犯胆管，或坏死的恶性组织进入胆管，导致胆管梗阻，胆汁引流障碍，从而发生梗阻性黄疸。(3)放化疗、介入等治疗方法损伤肝功能，肝功能未得到改善而出现肝功能衰竭，从而产生黄疸。

黄疸者，除面色呈黄色外，还有消化道症状，即皮肤瘙痒、大便呈浅灰色或白陶土色等，并可能伴有胆红素、转氨酶、总胆固醇升高。由肝癌引起者，要缩小或消除瘤体；如果存在严重的梗阻性黄疸，则要进行胆管引流术或者放置胆管支架，穿刺引流，缓解受压的胆管。配合运用护肝药物(谷胱甘肽、异甘草酸镁、复方甘草酸苷等)、退黄药物(熊去氧胆酸、丁二磺酸腺苷蛋氨酸等)、利胆药(利胆醇、熊去氧胆酸、消炎利胆片等)。除了西医治疗外，还可以配合中药治疗，在抗癌的中药方中加入茵陈、金钱草、垂盆草、虎杖等利湿退黄药。

41. 肝癌病人会出现便秘吗?

答：肝癌病人可能会出现便秘。

肝癌病人出现便秘，可能是由瘤体压迫肠道，导致肠道梗阻所致，也可能是由其他肠道病变所致。便秘虽不是重症，但是也要及时治疗。(1)缩小或消除瘤体，缓解肠道压迫，才能根本上解决便秘。(2)对于轻度的便秘，首先从饮食上进行调理，多喝水，多吃蔬菜水果，饮用蜂蜜水，增加膳食纤维的摄入量。(3)增加运动量，促进胃肠蠕动。(4)运用药物，轻者采用开塞露通便，双歧杆菌调节肠道菌群等；较重者可运用润滑性、渗透性等泻药及促动力药；更为严重者则要灌肠。便秘病人切不可滥用泻下药，以免引起脱水、肠扭转、肠梗阻、肠粘连等并发症。

除了西医治疗外，还可以配合中药治疗，在抗癌的中药方中加入攻下药(大黄、芦荟等)；润下药(火麻仁、郁李仁等)。针灸按摩是治疗便秘的有效方法，能促进肠道运动，安全无毒副作用，值得运用。

42. 肝癌病人会出现精神错乱吗?

答：晚期肝癌病人可能会出现精神错乱症状。

这种精神错乱症状称为谵妄，是一种意识混乱的表现，往往出现在病人临终前。它可以由颅内肿瘤、代谢和电解质紊乱、各种药物、放疗、缺氧、感染、营养不良、脏器衰竭等造成。临床上谵妄可分为狂躁型和静态型。仅有少部分可以治疗恢复，大部分属于终末期谵妄。

43. 肝癌病人会出现疲劳乏力吗?

答：部分肝癌病人会出现疲劳乏力。

肝癌病人出现的疲劳乏力又称之为癌症相关的乏力，即癌因性疲劳，是指身体对抗过度负荷及其造成的组织损伤的一种反应。癌因性疲劳是临床常见的综合征，主要表现为乏力、疼痛、苦恼和睡眠障碍等。病人的疲劳感反复出现，超过 14 天未缓解，同时可伴有以下表现：身体沉重无力；注意力易分散；对事物缺乏兴趣，心情低落；睡眠时间严重增多或减少；休息不能缓解；行动不便；出现悲伤感、挫折感等；影响病人的正常生活；近期记忆力下降。

治疗癌症相关的乏力的方法有：（1）非药物干预。主要为运动和心理干预。应该鼓励病人参加中等强度的体力活动，包括有氧和抵抗运动，从低强度开始，循序渐进。（2）药物干预。采用红细胞生成素纠正贫血，用睾酮治疗肌肉消耗。但是临床应严格遵循肿瘤相关性贫血临床实践指南使用这类药物。

第三章

肝癌的发病原因

44. 肝癌的发病很简单吗?

答:肝癌的发病肯定是不简单的。

肝癌的发生不是一蹴而就的,而是一个复杂而缓慢的过程。肝癌主要致病因素有病毒性肝炎、黄曲霉毒素、肝硬化、水污染、嗜酒、职业环境因素、化学生物物理性因

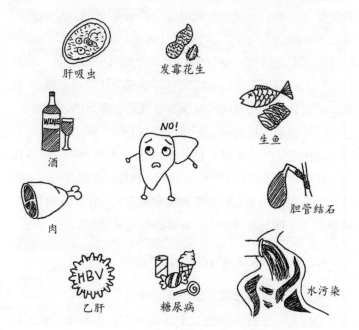

肝吸虫　　　发霉花生

酒

生鱼

肉

胆管结石

乙肝　　糖尿病

水污染

素、免疫力低下、遗传、不良生活饮食习惯，以及药物(抗癫痫药物、降压药、避孕药、解热镇痛药、激素)，疾病(糖尿病、高脂血症、雄激素紊乱)等。一般来说，在上述致癌因素的作用下，肝细胞的有关癌基因发生突变。正常情况下，机体的保护机制可以将这些突变的细胞清除掉，如果机体地刺激，机体保护机制受到损害，导致监控和清除突变细胞的抑癌基因发生了突变或缺失，导致突变的细胞不能被清除，并持续增殖，进而发生肝癌。

45. 环境污染与肝癌有关吗?

答：环境污染可能与肝癌有关。

国际癌症研究所(IARC)认证，在我们生活的环境中广泛存在着对癌症的发病有诱发和诱导作用的物质。比如污染的空气、水、土壤、食品以及某些建筑材料、染料、蔬菜水果喷洒的农药等。(1)化学性因素：化学性致癌物质指的是厨房中的油烟，空气中的雾霾、烟雾、粉尘等，以及污染的水质。目前已经确定的可以致癌的化学物已有20余种。研究显示，长时间接触沥青、煤烟、煤焦油、杂酚油、蒽油、页岩油、矿物油、石油、金属(铬、镍、砷等)、石棉、氯乙烯、苯、亚硝胺以及润滑油等化学物质，患癌的概率高于正常人。(2)物理性因素：物理性致癌物质主要指的是各种电离辐射(X射线和放射线等)、紫外线辐射等。长期处于这种有害环境中，有可能导致肝癌发生。

46. 不良生活习惯与肝癌有关吗?

答：不良生活习惯可能与肝癌有关。

现代人的生活节奏快、工作压力大，无形中形成了许多不良生活习惯。比如工作过度劳累、精神过度紧张、经常熬夜、长久处于空气流通性差的房间内、不良情绪、肥胖、吸烟、嗜酒、未使用公筷、不科学的烹调方式、不良的饮食习惯、久坐不动、缺少体力活动和身体锻炼等。这些不良生活因素长期存在，可引起机体免疫力下降，从而可能诱发肝病，进而发展为肝癌。

47. 不良饮食习惯与肝癌有关吗？

答：不良饮食习惯可能与肝癌有关。

现代人的饮食方式与品种丰富多彩，喜食高脂高糖食品，致使机体营养过剩，代谢异常，长此以往则产生肝病或其他疾病，进而可能会罹患肝癌。不良饮食习惯包括以下几方面：（1）摄入过多的高脂肪、低纤维食物，如嗜好海鲜、肉类等。（2）摄入蔬菜和水果不足，蔬菜和水果所含有的膳食纤维、营养物质和维生素具有防癌作用。（3）嗜食烟酒及腌制、烟熏食物，如泡菜、腊肉、腊鱼、烧烤、油炸物等。研究表明，腌制食品含致癌物二甲基亚硝酸胺，油炸食品含致癌物多环芳烃，长久放置的熟菜含致癌物亚硝酸铵。（4）食用变质食物，如发霉的花生、玉米、稻米、大豆、小麦等粮油产品以及未保存好的变质食物。

48. 饮用被污染的水会产生肝癌吗？

答：长期饮用被污染的水可能会产生肝癌。

水是生命存在必不可少的物质，但是被污染的饮用水可能存在某些致癌物质，如多氯联苯、氯仿等，是肝癌的主要致病因素。研究显示，水体富营养化过程中迅速繁殖的藻类植物所分泌的毒素，具有肝毒性、神经毒性或皮肤刺激性等。其不仅可毒杀鱼类等水生生物，对人和其他动物也有极强的毒性。此外，池塘中生长的蓝绿藻是强烈的致癌植物，是肝癌的重要诱因。经常饮用沟塘水的人，其肝癌发病率较不饮用的人高2.6倍。

49. 吃发霉的花生、玉米会得肝癌吗？

答：长期吃发霉的花生、玉米可能会得肝癌。

发霉变质的花生、玉米含有黄曲霉毒素。黄曲霉毒素已被世界卫生组织癌症研究机构划定为一类天然存在的致癌物，是毒性极强的剧毒物质。黄曲霉毒素及其产生菌广泛分布于自然界，其主要污染粮油及其制品，如水分含量较高的禾谷类作物、油料作物籽实及其加工的副产品。而在各类食品中，花生、花生油、玉米污染最为严重，大米、小麦、面粉次之。因此，如果摄入大量的黄曲霉毒素，能影响正常肝细胞的结构和功能，促使肝细胞变性坏死，进而形成肝细胞增生与结节，从而导致肝癌。研究显示，膳食中黄曲霉毒素的污染水平与原发性肝癌的发生率呈正相关。

50. 吃生鱼会得肝癌吗？

答：吃生鱼可能会得肝癌。

吃煮熟的鱼是不会诱发肝癌的，但是如果常吃未煮熟的鱼、虾、螺等海鲜的人则有可能诱发肝癌。生的或半熟的淡水鱼虾、淡水螺等海鲜中含有一种名为肝吸虫的寄生虫。肝吸虫，又称为华支睾吸虫、华支睾吸虫、华肝蛭，其主要危害是损伤人体的肝胆。吃了含有肝吸虫的海鲜后，肝吸虫进入体内而寄生于肝脏、胆管内，导致胆道感染、胆汁淤滞、胆管周围纤维化和胆管增生，并损伤肝脏，导致肝细胞坏死与再生，从而导致肝硬化，进而发生肝癌。因此，要尽量少吃生的海鲜，而喜欢吃生鱼的人，需要定期进行肝吸虫检查。

51. 为什么说酒是肝癌的"元凶"？

答：酒是肝癌发生的"元凶"。

酒的主要成分为酒精（乙醇），其进入人体后，由肝脏进行代谢，在代谢的过程中，酒精将转化成乙醛，而乙醛会对肝细胞造成损害，导致肝细胞发生变性、坏死和再生，从而产生肝癌。喝了酒不一定会患肝癌，但是长期嗜酒，将导致酒精性肝病，例如酒精性脂肪肝、酒精性肝炎、肝纤维化和肝硬化，进而发展为肝癌。研究显示，长期饮酒（每天饮用 50 ~ 70g 酒精）使得肝癌的发病率明显增高，饮酒人群的发病率是正常人群肝癌发病率的 1.5 ~ 3 倍。因此，无论是红酒白酒，应尽量少喝，甚至戒酒。如果无法戒酒，建议喝低度酒，减少酒量。对于经常需要喝酒的人，身边可常备醒酒药，并定期检查肝胆功能。而患有肝病的人，绝对禁止喝酒，甚至要杜绝葡萄酒以及含有酒精的饮料。诸多报道显示，嗜酒与乙肝、丙肝病毒感染有协同作用，促进肝硬化，增加了肝癌发病的概率。

52. 吸烟与肝癌有关吗？

答：吸烟与肝癌无直接关系，但是也不无关系。

吸烟与肝癌存在一定的联系。肝脏是人体代谢和转化化学物质的重要器官，而烟草中的有害化学物质一方面能促进细胞因子产生，损伤干细胞，影响机体的体液免疫与细胞免疫，加重肝脏的炎症、坏死和纤维化；另一方面，能抑制相关基因，增加某些与癌基因的表达，这也增加了侵袭性肿瘤的易感性，由此增加了肝癌的发病风险。但是关于吸烟是否直接导致肝癌，尚存在争议。但是烟草中的尼古丁是强烈的致癌物，这是已经确认的诱因。

53. 肝癌与微量元素有关吗?

答：肝癌与微量元素有一定的关联性。

某些微量元素(硒、锌、铜、钼、锰、铁、镍、钍、钡、铬等)的异常与肝癌的发生发展有一定关系。(1)硒能抑制肝癌细胞某种基因的表达，是癌基因的调节因子，能调控肝癌细胞线粒体的结构与功能，限制肝细胞的代谢。调查研究显示，启东市是我国肝癌的高发区，而其又是硒缺乏的地区，说明硒缺乏可能对肝癌有一定的影响。(2)锌可清除自由基、稳定生物膜，降低代谢产物对组织的毒性，并能抑制癌细胞生长。(3)肝癌病人可能存在铜、铁、镍、铬升高，锰降低的情况。(4)大剂量的钼能增加肝脏 DNA 的烷化作用，与肝癌发生相关。

54. 肝癌与致病微生物、病毒、寄生虫有关吗?

答：肝癌与某些致病微生物、病毒、寄生虫有关。

导致肝癌的主要微生物有黄曲霉素、霉菌、微囊藻毒素等，病毒主要有肝炎病毒(主要为 HBV、HCV、HDV)，寄生虫主要有中华分支睾吸虫、血吸虫、肝吸虫等。其中的肝炎病毒、肝吸虫与肝癌的发生关系密切。

55. 高血糖与肝癌有关吗?

答：高血糖可能与肝癌有关。

　　某些人由于饮食过量，导致机体营养过剩，代谢异常，从而产生高血糖、高血脂、代谢综合征等，这有可能引发肿瘤。国外研究显示，糖尿病病人肝癌的发生率是非糖尿病人群的 2 倍。肝脏是胰岛素抵抗的重要靶器官，糖尿病病人因胰岛素抵抗而导致脂质代谢异常，使得其体内的葡萄糖和脂肪酸不能被很好地利用，脂蛋白合成障碍，脂肪酸在肝内蓄积，形成非酒精性脂肪肝，肝脏经慢性炎症反复刺激，可诱发胰岛素抵抗，促进细胞增殖，从而促使肝癌发生发展。

56. 重度肥胖、高血脂、脂肪肝与肝癌有关吗?

　　答：重度肥胖、高血脂、脂肪肝可能与肝癌有关。

　　重度肥胖与肝癌的发生、发展、死亡密切相关。国外研究显示，体重指数 >35 的肥胖人群中，女性肝癌发生的相对危险度比正常体重女性高 1.68 倍，而男性肝癌发生的相对危险度比正常体重男性高 4.52 倍。肥胖可引起胆固醇、甘油三酯等指标升高，长期的高血脂形成脂肪肝。重度的脂肪肝可导致肝脏代谢改变，促进炎症反应，与非酒精性脂肪性肝病关系密切，是代谢综合征在肝脏中的表现。非酒精性脂肪性肝病由较轻微的单纯肝脏脂肪变性到较严重的非酒精性脂肪性肝炎，肝细胞脂肪逐渐浸润、炎症、坏死和纤维化，从而引起肝硬化，最终导致肝癌。

·57. 胆管结石与肝癌有关吗?

　　答：胆管结石可能与肝癌有关。

　　其发病机制为：胆管结石引起胆道反复感染。由于长期存在结石，炎性刺激造成胆管周围炎性渗出，导致肝脏纤维化及发生胆管上皮细胞增生，进而演变成肝癌。因此，胆管结石病人一定要注意及时治疗、复查。

58. 肝纤维化与肝癌有关吗?

答：肝纤维化可能与肝癌有关。

肝纤维化是一种慢性、进行性、弥漫性肝脏病变，是由各种致病因子致使肝内结缔组织异常增生，导致肝内弥散性细胞外基质过度沉淀的病理过程。各种肝脏病变长期反复发作，引起肝细胞变性坏死，形成纤维组织。随着纤维的增多，可影响肝细胞的代谢与血液循环，进而影响肝功能。轻中度肝纤维化通过治疗是可以逆转的，而重度肝纤维化易向肝硬化发展甚至转化为肝癌。因此，一旦发现肝纤维化，应当给予积极治疗，及早阻断向肝硬化、肝癌转变这一途径。

59. 肝炎病毒是肝癌的"导火索"吗?

答：肝炎病毒是肝癌的"导火索"。

肝炎病毒，包括甲型、乙型、丙型、丁型、戊型、庚型病毒。其中，与肝癌关系最为密切的是乙型、丙型。乙肝是肝癌最主要的病因，其次为丙肝。肝炎病毒持续存在于体内，未得到有效清除，可引起肝组织损伤、坏死，从而导致肝硬化，最终发展为肝癌。研究显示，乙肝表面抗原的携带率与肝癌的发病率成正相关，乙肝标志物阳性者，其患肝癌的概率是阴性者的 10~15 倍，且 HBsAg 阳性率与肝癌病死率密切相关。因此，要及时预防接种乙肝疫苗，及早、规范治疗肝炎。

60. 如何认识肝病"三部曲"——肝炎、肝硬化、肝癌?

答:在我国,大部分肝癌病人经历了由慢性肝炎、肝硬化等慢性肝病到肝癌的长期发展过程。肝炎病人在病毒慢性感染的过程中,机体免疫力不断下降,清除病毒的能力也不断地降低,反复的肝细胞坏死、增生或不典型增生,最终演化为肝硬化。在肝硬化的过程中最容易受到致癌因素的作用而发生肝细胞恶变,从而由肝硬化转变为肝癌。慢性肝炎演变为肝硬化的隐伏期一般为 5~10 年,甚至 10 年以上。肝硬化是慢性肝炎迁延不愈的必然结果,是肝癌的癌前病变,而肝癌病人又会发生肝硬化。并不是所有的肝硬化病人都会发生肝癌。只有在机体免疫功能低下,不能及时清除恶变的肝细胞时,才会发生肝癌。因此,我们要及时接种乙肝疫苗,注意饮食卫生和不良生活习惯,避免应用损害肝脏的药物。

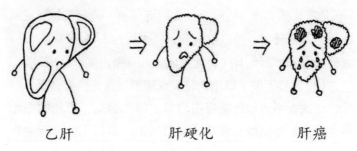

乙肝   肝硬化   肝癌

61. 肝癌的中医病因是什么?

答:肝癌的中医病因包括内因、外因两个方面。

(1)外因,即外来的邪气,主要指的是外来的风、寒、暑、湿、燥、火、毒等邪气。现代医学中的一些物理、化学、生物等因素，如某些辐射、化学物质及细菌病毒等，均属于外因范畴。(2)内因，主要包括饮食、情志、劳逸起居与脏腑亏虚。饮食因素包括饮食不节、饮食不洁、饮食偏嗜。情志因素即是喜、怒、忧、思、悲、恐、惊七种异常情志。劳逸起居即指的是房劳过度、过逸、起居失常。脏腑亏虚不仅指先天禀赋不足或后天失养之体质素虚，也指外来邪气及饮食情志因素等所致的脏腑功能亏虚。

62. 肝癌的中医病机是什么?

答：肝癌的中医病机主要为正气亏虚、外感邪毒、酒食不节、情志郁怒四个方面。

(1)正气亏虚。先天不足，禀赋薄弱，或后天失养，正气亏虚，不能抵御外邪侵袭；或他病日久耗伤正气，致阴阳失调，气血逆乱，脏腑功能紊乱，瘀血留滞不去，而成肿块。

(2)外感邪毒。正气虚弱，时邪外感，侵犯机体，或寒或热，入里转化，致脏腑失和，气血运行不畅，变生肿块；或外受毒邪，邪郁日久，化毒成瘀，毒瘀内聚，终成肿块。

(3)酒食不节。饥饱失常，或嗜酒过度，或恣食肥甘厚味，或饮食不洁，皆能损伤脾胃，脾失健运，不能输布水谷之精微，湿浊凝聚成痰，痰阻气机，血行不畅，脉络壅塞，痰浊与气血搏结，致生痞块，久而不消则癌成；或进食霉变食品，邪郁日久，化毒成瘀，毒瘀内聚，终成肿块。

(4)情志郁怒。肝主疏泄，主藏血。若情志郁怒，可使情志不得发泄而致肝气郁结，气滞则血瘀，瘀血结于腹中，日久可变生肿块。

第四章

肝癌的检查和诊断

63. 确诊肝癌需要做哪些检查?

答:确诊原发性肝癌主要需要做以下检查:(1)血清标志物检测。主要包括:血清 AFP、血液酶学及其他肿瘤标志物检查。其中诊断价值最高和临床最常用的是 AFP。(2)影像学检查。主要包括:超声、CT、MRI、选择性腹腔动脉或肝动脉造影、穿刺行针吸细胞学检查等。肝癌虽是唯一可通过增强 CT、MRI 及肿瘤标志物进行临床诊断的肿瘤,然而当有穿刺或者手术机会时,病理诊断仍然是诊断金指标,且可根据病理检查结果判断恶性程度及预后。

64. 甲胎蛋白升高了,就一定得了肝癌吗?

答:甲胎蛋白(AFP)升高,并非一定得了肝癌。

AFP 是肝癌检查的主要血清标志物,在肝癌的诊断与监测中具有重要作用。如果出现持续性血清 AFP ≥ 400ng/ml,则可能存在肝癌。但是 AFP 升高并不等于得了肝癌,其还可见于妊娠、活动性肝病、生殖腺胚胎源性肿瘤等疾病。对于一过性的 AFP 升高,不必过于紧张,此时要多次复查 AFP。如果患有其他肝脏疾病,即使 AFP 阴性,也要警惕肝癌发生。研究报道,临床上约有 30% 的肝癌病人呈现

AFP 阴性，此时应该进行其他相关检查以明确诊断。对于 AFP 阴性的肝癌病人，则需要检测其他血清标志物，如甲胎蛋白异质体、γ－谷氨酰转肽酶同工酶Ⅱ、碱性磷酸酶同工酶Ⅰ、醛缩酶同工酶 A、岩藻糖苷酶以及异常凝血酶原、乳酸脱氢酶同工酶等，并结合影像学检查。

65. 肝癌病人必须做超声检查吗?

答：肝癌病人一般情况下必须进行超声检查。

超声检查是目前最常用的肝癌定位及定性诊断方法，相较于其他检测方法具有更多优势。(1)对机体无侵害性，如无放射线毒性，无脏器损害。(2)操作简单，可重复检查、随时检查，且方便复查。(3)检查费用相对便宜。(4)对病灶能定性定位，可以检查肿瘤的大小、形态、位置及肝静脉或门静脉内有无癌栓等。(5)敏感性较高，可检测出小肝癌(1~2cm)。(6)能确定肿瘤的分期。(7)有助于确定治疗方案。(8)在超声引导下做穿刺活检，可明确诊断或局部治疗。

66. CT、动脉造影在肝癌的诊断中有何作用?

答：除了 B 超外，CT、动脉造影在肝癌的诊断中有重要作用。

CT 是肝癌病人的常规检查，其包括平扫和碘对比剂增强扫描。CT 对肝癌的诊断率高达90%以上，能检出大部分呈低密度的肝癌，但容易遗漏一些等密度的肝癌，此时应注入对比剂进行门静脉增强扫描。螺旋 CT 血管造影是在螺旋 CT 的基础上发展而来，其具有以下特点：(1)创伤性小。(2)组织分辨率高，灵敏度高，能检测出 1cm 左右的小肝癌。(3)能对病灶进行精确定位与定性,并能显示与周围脏器、大血管的关系,以及肝外转移情况,有助于肝癌的分期,能为肝癌的介入治疗、手术治疗及肝移植等提供有利帮助。

67. 除 AFP、B 超、CT 外,肝癌病人还有哪些检查手段?

答:除 AFP、B 超、CT 外,肝癌病人还有 MRI、肝穿刺活检等检查手段。

(1)磁共振成像。MRI 对肿瘤侵犯肝内血管、肝外侵犯范围的显示效果优于 CT,且在软组织的分辨率和血管瘤的鉴别方面也优于 CT。但因其检查费用较高,采集时间较长,成像速度较慢等缺点而不作为首要的检查方法。(2)肝穿刺活检。对于 AFP 阴性,无法确诊的肝内小占位,应进行肝穿刺活检,以获得病理学诊断。但是此法可能导致出血、癌肿破裂等严重并发症,病人需权衡利弊。(3)剖腹探查。对于各种检查方法完成后仍不能确诊,又有手术切除可能的情况,则酌情考虑剖腹探查,并进行治疗。(4)腹腔镜检查。腹腔镜能发现肝脏外周的病灶,并行病理学检查,但是不适用于小肝癌,且创伤性大,临床很少应用。

68. 肝癌病人如何才能明确诊断?

答:关于肝癌的诊断标准主要是两种:病理诊断与临床诊断。

(1)病理诊断。具有典型肝癌影像学特征的占位性病变,以及符合肝癌临床诊断标准的病人,可以不需要进行肝穿刺活检。但是对于缺乏典型的影像学特征的肝内占位性病变,肝穿刺活检可获得病理诊断,对于肝癌病理类型的确诊、指导治疗以及预后判断非常重要。肝穿刺仍是肝癌诊断的金标准。

（2）临床诊断。Ⅰ级专家推荐进行动态增强 MRI/动态增强 CT 扫描。Ⅱ级专家推荐进行 Gd – EOB – DTPA 增强 MRI（EOB – MRI）/超声造影（CEUS）。慢性肝病或肝硬化病人，至少每隔 6 个月进行 1 次超声及 APF 检测，若 AFP≥400 ng/mL，增强 MRI、动态增强 CT 扫描、Gd – EOB – DT-PA 增强 MRI、超声造影 4 项检查中至少有 1 项显示出肝癌典型特征，则可做出肝癌的临床诊断。发现肝内直径≤2 cm 的结节，上述 4 项检查中至少有 2 项显示典型的肝癌特征，则可做出肝癌的临床诊断。发现肝内结节＞2cm，上述 4 项检查中只要有 1 项典型的肝癌特征，即可临床诊断为肝癌。

69. 肝癌病人需要做基因检测吗?

答：一般情况下，肝癌病人不需要做基因检测。

癌症病人体内可能存在多种突变基因，但并非所有突变都起作用，其中仅有部分突变基因能对癌症的发展起决定性作用，这部分突变基因被称为"驱动基因"。基因检测，就是通过对肿瘤血液、细胞、组织等进行扩增其基因信息以后，通过特定设备对细胞中的 DNA 分子信息做检测，分析其所含有的基因类型和基因缺陷以及表达功能是否正常，以此确定病人的驱动基因类型。找到驱动基因，然后针对性地使用靶向药物，能获得一定疗效。因此，癌症病人可以选择进行基因检测。但是在肝癌领域，基因检测却鲜有人问津。《2019 版新型抗肿瘤药物临床应用指导原则》中指出，肝癌病人进行靶向药物治疗无须进行靶点检测。

70. 什么是 CNLC 分期?

答：结合中国的具体国情及实践积累，依据病人一般情况、肝肿瘤及肝功能情况，可采用中国肝癌的分期方案（China liver cancer staging，CNLC）。

（1）CNLC Ⅰa 期。体力活动状态（PS）评分 0~2 分，肝功能 Child-Pugh A/B 级，单个肿瘤，直径≤5cm，无血管侵犯和肝外转移。

（2）CNLC Ⅰb 期。PS 评分 0~2 分，肝功能 Child-PughA/B 级，单个肿瘤，直径>5cm，或 2~3 个肿瘤，最大直径≤3cm，无血管侵犯和肝外转移。

（3）CNLC Ⅱa 期。PS 评分 0~2 分，肝功能 Child-Pugh A/B 级，2~3 个肿瘤，最大直径>3 cm，无血管侵犯和肝外转移。

（4）CNLC Ⅱb 期。PS 评分 0~2 分，肝功能 Child-Pugh A/B 级，肿瘤数目≥4 个，肿瘤直径不论，无血管侵犯和肝外转移。

（5）CNLC Ⅲa 期。PS 评分 0~2 分，肝功能 Child-Pugh A/B 级，肿瘤直径不论，有血管侵犯而无肝外转移。

（6）CNLC Ⅲb 期。PS 评分 0~2 分，肝功能 Child-Pugh A/B 级，肿瘤直径不论，血管侵犯不论，有肝外转移。

（7）CNLC Ⅳ期。PS 评分 3~4，或肝功能 Child-Pugh C 级，肿瘤直径不论，血管侵犯不论，肝外转移不论。

71. 什么是 TNM 分期?

答：TNM 为国际抗癌协会提出的专门用来在癌症治疗

过程中确定肿瘤病变范围的分类方法，是国际上最为通用的肿瘤分期系统。

"T"是肿瘤一词英文"Tumor"的首字母，指肿瘤原发灶的情况，T1～T4 表示肿瘤体积的增加和邻近组织受累范围的增加。

"N"是淋巴结一词英文"Node"的首字母，为区域淋巴结的受累情况。N0 表示淋巴结未受累。N1～N3 表示淋巴结受累程度和范围的增加。

"M"是转移一词英文"metastasis"的首字母，指远处转移(通常是血道转移)，M0 表示没有远处转移，M1 表示有远处转移。根据 TNM 三个指标的组合划出特定的分期。

(1)T－原发病灶。Tx：原发肿瘤不能评估。T0：原发肿瘤无证据。T1：单发肿瘤≤2cm，或单发肿瘤 >2cm 且无血管侵犯。T1a：单发肿瘤≤2cm。T1b：单发肿瘤 >2cm 且无血管侵犯。T2：单发肿瘤 >2cm 且伴血管侵犯，或多发肿瘤≤5cm。T3：多发肿瘤，至少一个最大径 >5cm。T4：无论肿瘤数目和大小，门静脉或肝静脉主要分支侵犯；或肿瘤直接侵犯邻近器官(胆囊除外)或肿瘤导致肝脏脏层腹膜破裂。

(2)N－区域淋巴结。Nx：区域淋巴结不能评估。N0：无区域淋巴结转移。N1：有区域淋巴结转移。

(3)M－远处转移。M0：无远处转移。M1：远处转移。

72. 肝癌的病理形态分型有哪些?

答：肝癌的大体病理形态分型主要有三类。

(1)按肉眼形态分类。①块状型：单个、多个或融合成块，直径 5～10cm，>10cm 者称巨块型。②结节型：呈大小和数目不等的癌结节，直径 <5cm，与周围肝组织的分界不如块状型清楚，常伴有肝硬化。③弥漫型：少见，呈米粒至黄豆大，癌结节弥漫地分布于整个肝脏，不易区分于肝硬化。

(2)按组织排列方式及细胞特征分类。① 梁状型：为肝细胞型肝癌最常见的组织学类型。②假腺样和腺泡状型。③ 致密(实性)型。④ 硬化型。⑤ 其他类型：紫癜样、菊形团样、自发性坏死及伴其他不同类型的肿瘤成分。

(3)按肝细胞癌细胞学分类。①肝细胞型：最为常见，与正常肝细胞相似，但癌细胞体积明显增大。②透明细胞型：癌组织中细胞质可呈淡染细丝状或透明状。③梭形细胞型：约占肝细胞癌的 5%，常出现门静脉侵犯和肝内转移，预后较差。④富脂型：为癌细胞脂肪代谢紊乱所致，易误诊为良性病变，如局灶性脂肪变等。

73. 如何辨识肝癌病人的神色?

答：在肝癌临证中需要注意观其神色，以察胃气，而胃气之盛衰，也有助于判断肝癌的轻重缓急及预后。

神色主要体现于面色。(1)若面色明润光泽，神色自然，对答流利，黄疸者色鲜明，紫癜者颜色鲜，舌苔薄或厚而有根，脉从容和缓为有胃气，表示为病之初起或病邪不深，或病情好转。(2)若面色暗晦、形容枯槁、面目黄染色深暗，或面目无华，神志错乱，舌光红无苔或苔厚如畜粉而无根，脉促急或细数无力，则表示预后不良，甚则可出现血证(上下血溢)、神昏(肝性脑病)等危象。

74. 如何辨识肝癌病人的腹部情况?

答：部分肝癌病人可在肝区触及肿块，通过触诊可判断肿瘤进展情况。

(1)辨胁肋部积块。若胁肋部积块固定不移,胀痛不适,疼痛游走不定,则有肝郁气滞,宜用行气解郁、消癥散积中药;若积块明显,质地较硬,固定不移,刺痛明显,则有瘀血之征,宜用活血化瘀中药。(2)辨腹胀。腹胀为肝癌最常见的症状,临床中要分清是气胀、水胀,还是鼓胀。气胀:时消时长,叩之如鼓,宜用疏肝健脾、理气消胀中药。水胀:缓慢增长,伴体重增加,持续难消,腹如蛙状,宜以通利二便中药为主,兼用温阳益气中药。鼓胀:多伴有疼痛,固定不移,可触及包块,或出现腹部青筋,呃逆频作,影响进食,宜用健脾温肾、软坚散结中药。

75. 如何辨识肝癌病人的舌象?

答:临证察肝癌病人的舌象时,除察舌质、舌苔外,还注重观察舌边、舌下静脉,并常以舌之津液辨病势凶吉,判断预后。

(1)肝癌初中期。此期以肝郁脾虚或肝郁血瘀为主,病邪相对较浅,舌质红或暗红、苔多呈白苔或黄厚苔。(2)肝癌晚期。此期肝肾亏虚,阴亏精竭,则见舌光无苔,抚之无津;如舌质青紫,多见于热毒夹瘀之征;舌边见瘀斑点,即肝瘿线,与肝掌、蜘蛛痣并称为肝三征,为肝热血瘀之象。

76. 如何辨识肝癌病人的脉象?

答:肝主弦脉。从脉之缓急可测肝癌预后。

脉弦而数,为疾重病进;脉弦而细,为邪盛正虚;兼涩脉为血瘀;兼滑脉为湿聚;脉细缓或滑缓,胃气尚存,病情发展相对缓慢；脉数甚或数而无根，为病情急进；脉细如丝，重按中空，形如雀啄，多见于癌块破裂或消化道出血。从脉象的变化还可辨知病机，临证时须舌脉互参，以求其本。若病大肉尽脱，舌红绛少苔，而脉象反弦数有力，乃邪重病进之征，须防血证之变。

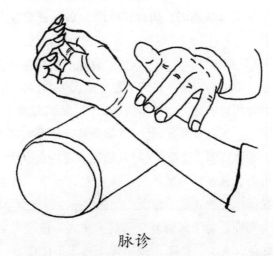

脉诊

77. 如何辨识肝癌病人的瘀血与出血？

答：瘀血为肝癌的基本病因，而中、晚期肝癌又多出现鼻衄、齿衄及黑便，甚至呕血、便血等出血证候。因此，除了要能及时觉察瘀血与出血外，还要注意整体状况，兼顾多脏腑损害，从而谨慎合理地使用活血化瘀之剂。有明显的瘀血征象者，须健脾摄血，不宜多用、久用活血化瘀之品，以免引起出血。

78. 如何辨识肝癌病人的寒热之证？

答：寒热主要从临床表现特点来定性。

寒证以冷、凉为特点，热证以温、热为特点。但是对于病情复杂的病人来说，寒证、热证可以相互转化、夹杂，从而出现上寒下热、下热上寒、外寒内热、外热内寒、真寒假热、假寒真热等寒热错杂之证，临床需细辨别清楚。

79. 如何辨识肝癌病人的虚实之证？

答：虚实可从病因、病程、体质、临床表现等方面来定性。

（1）从病因定性：六淫、痰饮、食积、瘀血等有形之邪所致病证可定性为实证；先天不足、后天失养、久病重病、房劳过度等所致病证可定性为虚证。（2）从病程特点定性：新病属实证，久病属虚证。（3）从体质特点定性：素体强壮多实证，素体虚弱多虚证。（4）从临床表现特点定性：凡机体处于虚弱、衰退、不足状态，抗病能力低下，可定性为虚证；凡机体处于亢盛、有余、兴奋状态，邪正交争剧烈，可定性为实证。对于病情复杂的病人来说，虚证、实证可以相互转化、夹杂，从而出现上实下虚、下实上虚、外实内虚、外虚内实、真实假虚、假实真虚等虚实错杂之证。

80. 如何进行中医体质辨识？

答：2009 年 4 月中华医学会颁布了我国第一部《中医体质分类与判定》标准，该标准将体质分为平和质、气虚质、阳虚质、阴虚质、痰湿质、湿热质、血瘀质、气郁质、特禀质九种类型，并以此标准为基础建立了中医肿瘤体质判定方法，除平和质外，其他 8 种均属于"偏颇"体质。据相关报道，气虚质、阳虚质、阴虚质、血瘀质、痰湿质、气郁质人群易患肿瘤。

（1）气虚质者，肌肉不健壮，面色偏黄或淡白，头发无光泽，精神不振，说话声音低弱；(2)阳虚质者，体形白胖，肌肉不结实，面色淡白，唇色淡，头发容易脱落，精神不振；(3)阴虚质者，体形瘦长，容易面颊泛红或发热，皮肤偏干，容易生皱纹；(4)血瘀质者，以瘦人居多，面色晦暗或有色斑，容易出现瘀斑，眼眶暗黑，鼻部暗滞，皮肤干及粗糙；(5)痰湿质者，体形肥胖，腹部肥满松软，面有油腻感，面色淡黄，眼睑浮肿；(6)气郁质者，瘦人较多，神情多烦闷不乐，常叹气及打嗝。相关医学研究报道，主要体质类型的平均生存期和中位生存期时间排名为：平和质 > 湿热质 > 阳虚质 > 气虚质。

第五章

肝癌的治疗方法

81. 确诊为肝癌后，怎么办?

答：对于肝癌的治疗方法，可分为局部治疗和全身治疗。

(1)局部治疗，指的是直接消灭看得见的实体瘤，主要包括：①手术治疗(肝肿瘤切除术、肝移植术)；②局部消融治疗(微波消融、射频消融、冷冻治疗等)；③介入治疗(TACE 术、HAIC 术等)；④放射治疗(立体定向放疗、三维适形放疗、调强放疗、图像引导放疗等)；⑤生物免疫治疗。

(2)全身治疗，指的是全身性的系统治疗，主要包括：①靶向治疗(应用索拉菲尼、瑞格菲尼、仑伐替尼、多纳菲尼等靶向药)；②化学治疗(FOLFOX4 方案等)；③免疫治疗(应用帕博利珠单抗、纳武利尤单抗、卡瑞丽珠单抗、阿替利珠单抗、伊匹木单抗、替雷利珠单抗等药物)；④中医药治疗(中医内治法、中医外治法等)；⑤合并病毒型肝炎者进行抗病毒治疗及护肝降酶等对症支持治疗。

82. 肝癌的治疗原则是什么?

答：根据巴塞罗那分期标准，肝癌分为极早期、早期、中期、晚期及终末期。

（1）极早期和早期：以手术治疗为主，对于不适合手术的病人可选择非手术的局部治疗，术后以中医药治疗抗复发转移。（2）中期：以中医药联合 TACE 术、消融治疗、放疗、靶向、免疫、化疗等方法，部分病人经系统治疗后可获得手术根治机会。（3）晚期及终末期：以全身系统治疗联合中医药治疗及对症支持治疗为主。

83. 什么是肝癌的手术切除？

答：手术切除，即通过手术切除肝脏的肿块，包括根治性切除和姑息性切除。

（1）根治性手术，是指对原发灶的广泛切除，连同其周围的淋巴结转移区域的整块组织切除，尽可能地达到"根治"的目的。根治性手术适合于肿瘤局限于原发部位及区域淋巴结，未发现有其他部位转移灶，病人全身情况能够耐受根治手术者。

（2）姑息性手术，指的是肿瘤范围较广，已有转移而不能作根治性手术的晚期病人，可以只切除部分肿瘤或做减轻症状的手术。对于失去根治性切除机会的肝癌病人，姑息性切除术可明显改善生存质量，延长生存时间。肝切除的方式主要为腹腔镜与常规开腹手术，两者预后无差异，但前者可能降低术后并发症，缩短住院时间。

84. 肝癌常用的手术切除方式有哪些？

答：手术切除是原发性肝癌的首要治疗方法，也是最有效的方法。

对于小肝癌病人来说，手术可以一次性清除肿瘤，无疑是最好的选择。但是对于中晚期的大肝癌，则需根据病人的具体情况来决定是否进行手术治疗及选择何种手术方式。肝癌手术方式主要包括：根治性切除、肝动脉结扎、肝动脉置管、术中局部治疗、二期切除(降期后切除)、复发再切除、肝移植、减容手术、肝癌破裂出血的手术治疗、传统开腹手术、腹腔镜手术等。

85. 肝癌病人都适合手术切除吗?

答：并非所有的肝癌病人都适合手术切除。

肝癌病人需要根据自己的具体情况与医师的建议谨慎选择手术。对于具有以下情况者建议不进行手术切除：(1)肝癌呈弥漫性，肿瘤已超过肝的两叶以上，或第一、二、

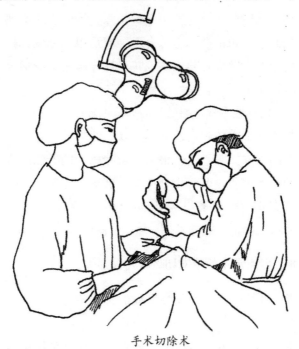

手术切除术

三肝门已受侵犯。(2)病人全身情况差，或伴严重心血管、肺、肾疾病。(3)重度肝硬化并伴有肝功能严重损害、黄疸、腹水。(4)肝功能属于 Child C 级。(5)有严重出血倾向，凝血酶原时间延长经治疗仍较低。(6)血容量不足伴有低血压。(7)伴广泛门静脉癌栓。(8)合并有明显的门静脉高压伴胃底 – 食管静脉曲张或腹部静脉曲张。(9)合并肝外转移。(10)手术后肝内广泛复发。

86. 怎么判断肝癌根治术后的疗效?

答：肝癌根治术后，可以通过相关检查进行疗效评价。出现以下情况，说明疗效较好。(1)术后 2 个月进行 B 超、CT 和/或 MRI 扫描(必须有其中两项)检查，未发现肿瘤病灶。(2)如果术前血清 AFP 等肿瘤标志水平增高，则要求术后 2 个月内动态进行 AFP 等肿瘤标志定量检测，其水平应该逐步降至正常范围内(极少数病人血清 AFP 降至正常的时间 >2 个月)。(3)如果术前血清异常凝血酶原复合物 II (PIVKA – II) 水平增高，则术后 PIVKA – II 水平应降至正常范围。

87. 肝癌病人不愿意或不能进行手术治疗，怎么办?

答：对于有手术指征而不愿意手术治疗或不能手术治疗的病人，可考虑行局部治疗，比如消融治疗(射频消融、微波消融、冷冻治疗、无水乙醇注射治疗、激光消融)、介入治疗、化学治疗、放射治疗、靶向治疗、免疫治疗、中医药治疗等。对于早期肝癌病人，进行局部治疗能达到与手术相媲美的疗效。

88. 肝癌病人手术治疗后还需要做其他治疗吗?

答:部分肝癌病人手术治疗后还需进行放疗、介入及靶向等治疗方法。

部分肝癌病人进行肝切除术后可能会复发,因此,可以根据病人的手术情况及具体病情来决定是否需要配合放疗、介入及靶向等治疗方法。(1)对于有早期复发风险(存在残余病灶、多发性肿瘤或卫星病灶、肿瘤直径 > 5cm 以及合并血管侵犯)的肝癌病人,肝切除术后在规范抗病毒、保肝治疗基础上进行肝动脉介入治疗可以降低术后复发。(2)对于有高危复发因素的病人,肝切除术后可采用索拉菲尼、瑞戈菲尼、仑伐替尼、多纳菲尼、卡博替尼、阿帕替尼等靶向药物治疗,对于防止复发转移具有一定疗效。(3)如果手术切除彻底,可以不行放化疗。

89. 什么是肝移植?

答:活体肝移植,就是从健康捐肝人体上切取部分肝脏作为供肝而移植给病人的手术方式,如果捐肝的人和接受肝脏的人之间有血缘关系,又叫亲体肝移植。肝移植手术作为一种补充治疗手段,适用于无法手术切除、不能进行微波消融和 TACE 的病人。肝移植为肿瘤、肝硬化及其他肝脏病变全部切除提供了根治性切除多病灶、多叶分布肿瘤的可能。同时通过肝移植可彻底治愈肝硬化,避免肝储备功能不足引起的肝切除后的肝衰竭,可有效解决肝硬化、门静脉高压等问题。但此法存在肝源不足,费用昂贵,术后需要长期服用免疫抑制剂等问题。

肝移植的禁忌证:年龄 > 70 岁;胆道以外的全身性感

染；肝胆系统以外的恶性肿瘤；严重酒精性肝硬化未戒酒；脑、心、肾、肺等重要器官功能衰竭；严重精神异常、痴呆、不可控制的心理疾病；对肝移植无充分理解（小儿除外）；AIDS；HIV 感染。

90. 什么是肝癌介入治疗?

答：介入治疗，是肝癌常用的微创治疗方法，其通过对肝癌病灶进行灌注化疗和/或使用各种栓塞剂栓塞，促使癌组织缺血、坏死，从而达到抑制肝癌的目的。目前，肝癌介入治疗主要包括经动脉途径的介入治疗和经皮非血管途径的介入治疗。

（1）经动脉途径的介入治疗，是的指经股动脉插管将抗癌药物或栓塞剂注入肝动脉的一种区域性局部化疗。它是非开腹手术治疗肝癌的首选方法，疗效肯定。其阻塞肝癌的营养血管，杀死肝癌细胞，达到治疗肝癌的目的。主要包括：经动脉化疗栓塞技术、经动脉单纯栓塞技术、经动脉灌注化疗术、经动脉载药微球化疗栓塞术、经动脉内照射栓塞技术、经动脉灌注靶向治疗等。

（2）经皮非血管途径的介入治疗，即是在医学影像设备如 X 射线、CT、B 超、MRI 的导引下，利用各种器械，通过血管以外的途径，如经人体生理腔道的自然开口或直接穿脏器，对肝癌进行诊断和治疗的技术。主要包括：经皮穿刺化学消融术、经皮穿刺射频消融术、经皮穿刺微波消融术、经皮穿刺氩氦刀冷冻治疗术、经皮穿刺放射性粒子植入术、经皮穿刺光动力治疗术。

91. 经动脉途径的介入治疗适合所有肝癌病人吗?

答：并非所有的肝癌病人都适合经动脉途径的介入

治疗。

经动脉途径的介入治疗是不能手术的肝癌病人的最好选择，但是也并非所有的肝癌病人都能采用此方法治疗。必须掌握其适应证与禁忌证。

（1）适应证。①Ⅱb 期、Ⅲa 期和 Ⅲb 期的部分病人，肝功能分级为 Child-Pugh A 或 B 级，ECOG 评分为 0~2 分。②可以手术切除，但由于其他原因（如高龄、严重肝硬化等）不能或不愿接受手术治疗的 Ⅰ 期和 Ⅱa 期病人。③多发结节型肝癌。④门静脉主干未完全阻塞，或虽完全阻塞但肝动脉与门静脉间代偿性侧枝血管形成。⑤肝肿瘤破裂出血或肝动脉-门静脉分流造成门静脉高压出血。⑥肿块破裂出血。⑦肝癌切除术后，DSA 造影可以早期发现残癌或复发灶，并给予介入治疗。

（2）禁忌证。①肝功能严重障碍（Child-Pugh C 级），包括黄疸、肝性脑病、难治性腹水或肝肾综合征。②凝血功能严重障碍，且无法纠正。③门静脉主干完全被癌栓栓塞，且侧枝血管形成少。④合并活动性肝炎或严重感染且不能同时治疗。⑤肿瘤远处广泛转移，预计生存期 <3 个月。⑥恶病质或多器官功能衰竭。⑦肿瘤占全肝比例 ≥70%。⑧外周血白细胞和血小板异常：白细胞计数 <3.0×10^9/L（非绝对禁忌），血小板计数 <50×10^9/L。⑨肾功能障碍，肌酐 >2mg/dl 或肌酐清除率 <30ml/min。

92. 什么是经动脉化疗栓塞术？

答：经动脉化疗栓塞术，即经导管动脉内化疗栓塞术（cTACE），也叫碘油 TACE，是在影像指导下经导管选择至肿瘤供血动脉漂注碘油或化疗药乳剂，最后采用颗粒性栓塞材料(如明胶海绵颗粒栓塞)的治疗技术。cTACE 是国际上开展最早、最为成熟，目前仍应用最为广泛的介入技术。该技术的作用机制为：经肿瘤供血动脉选择性插管行栓塞治疗可以导致肿瘤缺血坏死；肝脏有双重血供，大部分的肝脏肿瘤由肝动脉供血，因此经肝动脉的栓塞治疗或化疗栓塞可起到很好的抗肿瘤作用，又可避免肝组织过多损伤。

（1）适应证。①局部进展期的原发性肝癌。BCLC 分期为 B 期，即大于 3 个肿瘤结节；无门静脉侵犯和肝外转移；肝功能 Child - PughA - B 级；功能状态(PS)评分为 0 分的病人是 TACE 的首选一线治疗方案。②不能进行手术切除和不愿手术切除的原发性肝癌。③外科手术切除后残留或切除术后复发。④局部消融术后残留或复发。⑤肝移植术后复发。⑥无完全阻塞的门静脉主干癌栓。

（2）禁忌证。①严重肝功能衰竭，Child - Pugh C 级。②严重心、肺、肾功能衰竭。③无法纠正的严重凝血功能障碍。④门静脉高压伴逆向血流以及门脉主干完全阻塞，且侧支循环建立较少。⑤肝内感染，如肝脓肿。⑥全身已发生广泛转移。⑦全身功能衰竭。⑧肿瘤负荷占全肝 70% 以上者视为相对禁忌。⑨合并梗阻性黄疸，总胆红素 > 100 μmmol/L(需行胆汁引流或胆道支架置入术使胆红素降至正常上限值 2 倍以下)。⑩ECOG 评分 2 分及以上。

93. 什么是经动脉单纯栓塞术?

答：经动脉单纯栓塞技术(TAE)是在影像引导下经导管选择肿瘤供血动脉，采用单纯颗粒性栓塞材料，肿瘤供血动脉完全闭塞的治疗技术。其适应证、禁忌证基本与经动脉化疗栓塞技术相同。

94. 什么是经动脉灌注化疗术?

答:动脉灌注化疗术是指针对不能切除或行姑息性切除后的肝癌病人的一种治疗方式。经过股动脉插管,将抗癌药物以及血管栓塞剂注入肝动脉区的局部化疗方法,能有效缩小和杀灭肝癌的肿瘤细胞,同时有降低系统毒性的作用,也可以缓解化疗的耐药问题,是治疗肝癌创伤较小的方法。

(1)适应证。①经动脉化疗栓塞技术难治或治疗失败的原发性肝癌。②合并门静脉癌栓。③可与经动脉化疗栓塞技术联合使用。

(2)禁忌证。基本同经动脉栓塞术,但对于门静脉主干癌栓病人可以尝试进行单独动脉灌注化疗术;WBC $< 3.0 \times 10^9$/L,血小板 $< 75 \times 10^9$/L 为相对禁忌证。

95. 什么是经动脉载药微球化疗栓塞术?

答:载药微球又称药物洗脱微球,是一种能够吸附、携带化疗药物的新型栓塞物质,在体内不可降解,它进入肿瘤血管后一方面可以长久栓塞肿瘤血管,另一方面可以使化疗药物长时间作用于肿瘤内部,两种效果叠加,可达到更好的局部控制效果。载药微球的动脉化疗栓塞(DEB - TACE)是目前国际上开展的新技术,采用先进的技术完成药物在微球的缓释,从而实现栓塞和局部化疗的完美结合。其适应证和禁忌证同经动脉化疗栓塞技术,对于肝脏储备功能差的病人推荐使用 DEB - TACE。

96. 什么是经动脉内照射栓塞术?

答:经导管动脉内照射栓塞技术(TARE)是指把带有放

射性核素的栓塞物质经肿瘤供血动脉注射至胆道肿瘤血管床，使放射性核素停留在肿瘤内部，通过持续不断地发出射线而对肿瘤进行放射治疗。

（1）适应证。①不能手术切除的肝细胞癌。②预期生存期 >3 个月。③具有较好的体能状况（ECOG 评分 <2 分）。④肝功能良好。

（2）禁忌证。①腹水等肝功能失代偿状态。②孕妇。③肝 – 肺动脉分流的病人，因其可引起严重的放射性肺炎。④肝肠动脉分流的病人，因其可引起严重胃肠溃疡。以上情况被列为绝对禁忌证。体能状况较差或肝功能较差者为相对禁忌证。

97. 什么是经动脉灌注靶向治疗？

答：经动脉灌注靶向治疗是指经动脉灌注化疗联合靶向药治疗肝癌。经动脉灌注靶向治疗常采用的药物为碘 [^{131}I] 美妥昔单抗注射液（商品名利卡汀）。

（1）适应证。①结节型原发性肝细胞癌。②远处转移灶可控制，如肝内病灶控制良好，可用利卡汀预防肝内复发。③巨块型原发性肝癌病人需要先行 TACE 治疗控制主要的大肿瘤后，后期预防肝癌复发时可用利卡汀治疗。④弥漫性肝细胞癌。⑤肝癌术后、肝移植术后预防复发。⑥可以序贯联合其他靶向药物治疗。

（2）禁忌证。①甲状腺功能低下。②哺乳期病人、孕妇。③重度骨髓抑制。④预计生存期 ≤3 个月。⑤脑转移。⑥梗阻性黄疸。⑦远处广泛转移。⑧肝静脉、下腔静脉广泛受侵。⑨大量恶性腹水。

98. 如何评价介入治疗的疗效?

答:介入治疗成功的标准:导管超选择地插至肿瘤供血动脉内,化疗栓塞后肿瘤供养血管被封闭,肿瘤染色明显减少或消失。近期客观疗效可以参考实体瘤 RECIST1.1版、mRECIST 标准以及 EASL 标准等综合评估;评价指标为肿瘤的客观应答和疾病进展时间。远期疗效指标为病人总生存期。

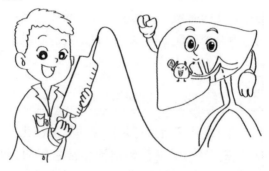

经股动脉肝癌介入治疗

99. 肝癌介入治疗后常见哪些不良反应?

答:肝癌介入治疗存在一定的不良反应。

(1)经动脉化疗栓塞技术、经动脉单纯栓塞技术:肝功能损伤、肝脏梗死、肝脓肿、胆管炎、胆囊炎、胆囊穿孔、肿瘤破裂出血、非靶器官如肺栓塞、脑栓塞、胃肠道栓塞等。(2)经动脉灌注化疗术:其并发症分为技术相关的并发症(导管移位、肝动脉闭塞、导管打折等)和化疗引起的并发症(胃肠道溃疡和胆管炎、肝脏毒性等)。(3)经动脉载球微球化疗栓塞术:其并发症与 cTACE 和 TAE 类似。(4)放射性内照射栓塞术:疲乏;寒战、发热;腹痛、恶心、呕吐；长期的慢性腹痛、恶心以及呕血、黑便，考虑放射性胃肠炎或胃溃疡；放射性肝炎或放射性肺炎等。(5)经动脉灌注靶向治疗(主要为利卡汀治疗)：其并发症基本同TACE。因利卡汀可能会出现过敏反应。

100. 什么是消融治疗?

答：消融治疗方法主要包括：射频消融(RFA)、微波消融(MWA)、冷冻治疗(CRA)、无水乙醇注射治疗(PEI)、高功率超声聚焦消融(HIFU)、激光消融(LSA)。其适应证：对于单发病灶直径≤5cm；2～3个病灶且最大病灶直径≤3cm；无血管、胆管和邻近器官侵犯以及远处转移；肝功能分级为A级或B级，选择局部消融(射频消融)治疗与手术切除效果无明显差异，可以获得根治性效果。但是不推荐对＞5cm的病灶单纯实施消融治疗。

101. 什么是化学消融治疗?

答：化学消融，又称经皮无水酒精消融，指的是利用化学药物灭活肝癌的治疗方法。经皮无水酒精消融治疗是在B超或CT引导下用穿刺针经皮穿刺肿瘤，向瘤体内注入无水酒精，直接作用于肿瘤细胞，使胞浆脱水、蛋白变性、小血管血栓形成而致瘤细胞凝固性坏死。由于肿瘤的坏死程度与无水酒精在肿瘤内部的分布程度有关，治疗范围应大于肿瘤外缘约1cm，因此对于较小的肿瘤可以取得一定的疗效。

102. 什么是热消融治疗?

答：热消融治疗，即经皮穿刺，将热能引入肿瘤组织，一方面可以直接杀伤肿瘤细胞，另一方面破坏肿瘤血管，产生微循环障碍，局部 pH 值降低，间接杀伤肿瘤细胞。高温还可提高局部免疫功能。常用的热消融治疗包括射频消融治疗和经皮微波凝固治疗、激光治疗等。射频消融治疗和经皮微波凝固治疗是应用射频电极或特制微波天线插入肿瘤中心，进行组织间热疗，在局部产生高温，使肿瘤坏死。其适用于直径 <4cm 的肝癌。激光热疗是在超声或 CT 引导下，经皮穿刺，将光纤送入肿瘤组织内部，引入高能量激光行组织间加热，从而消除肿瘤。对于血供丰富的肿瘤，可先凝固阻断肿瘤主要滋养血管，再灭活肿瘤，可以提高疗效。

103. 什么是冷冻治疗？

答：冷冻治疗是肝癌局部消融的常用方法之一，氩氦刀冷冻治疗是目前微创冷冻治疗的主要技术手段。在 B 超、CT、磁共振介导下，术中将冷冻刀头插入肿瘤组织，利用氩气制冷，刀头温度可快速降低至零下 140℃，邻近组织被冰冻，刀头周围形成冰球，随后以氦气缓慢复温。作为一种局部治疗，该疗法具有以下优点：仅消融肝内肿瘤组织，而少伤及正常组织；由于大血管流动血流的温热作用，冷冻治疗可安全地治疗临近大血管的肝肿瘤；冷冻比之手术更适宜治疗肝脏多发性肿瘤。

（1）适应证。①肝癌直径 ≤5cm，或 3～5 个肿瘤、最大直径 ≤3cm；②原发性小肝癌拒绝外科手术者，或单发肿瘤外科手术后发现切缘有残余或复发者；③转移性肝癌病灶超过 3 个无法外科切除，且原发部位肿瘤能够得到有效治疗者；④无血管、胆管和邻近器官侵犯；⑤肝功能分级

Child－Pugh A/B 级，或经保肝治疗达到标准；⑥不能手术切除的直径＞5cm 的单发肿瘤或直径＞3cm 的多发肿瘤，可行姑息性消融或与经导管动脉栓塞化疗等其他治疗方法联合治疗。

（2）禁忌证。①一般情况差（ECOG＞2 分），或合并重要脏器如心、脑、肝、肾等严重功能障碍者；②肿瘤巨大或呈弥漫性生长；③肝功能分级 Child－Pugh C 级，经保肝治疗无法改善；④肝门部肿瘤，紧靠胆管主干或主支，有门静脉主干、一级分支或肝静脉癌栓；⑤活动性感染，尤其是胆系合并感染者；⑥不可纠正的凝血功能障碍及严重血常规检查异常，有严重出血倾向者；⑦神志不清或精神障碍者；⑧有其他部位转移瘤无法得到有效治疗者。

104. 怎么评价消融治疗的疗效？

答：消融结果分为两种，即完全消融与不完全消融。（1）完全消融（CR）：经动态增强 CT 或 MRI 扫描，或者超声造影随访，肿瘤所在区域为低密度（超声表现为高回声），动脉期未见强化。（2）不完全消融（ICR）：经动态增强 CT 或 MRI 扫描，或者超声造影随访，肿瘤病灶内局部动脉期有强化，提示有肿瘤残留。

消融治疗后评估局部疗效的规范方法：在术后 1 个月左右，复查肝脏动态增强 CT/MRI，或者进行超声造影。完全消融后应定期随访，通常每隔 2～3 个月复查，以便及时发现可能的局部复发病灶或肝内新发病灶。首次评价仍有肿瘤残留者，可以进行再次消融治疗；若 2 次消融后仍有肿瘤残留，应视为消融治疗失败，需要改用其他疗法。

105. 什么是放射治疗?

答:放射治疗(简称为放疗)是利用放射线治疗肿瘤的一种局部治疗方法。放射线包括放射性同位素产生的 α、β、γ 射线和各类 X 射线治疗机或加速器产生的 X 射线、电子线、质子束及其他粒子束等。大约 70% 的癌症病人在治疗癌症的过程中需要应用放射治疗,约有 40% 的癌症病人可以应用放疗根治。

106. 肝癌病人常用的放疗方案有哪些?

答:肝癌病人常用的放疗方案主要有三维适形放射治疗(3D–CRT),调强放射治疗技术,容积调强放射治疗技术,粒子放射治疗,X 刀、伽马刀、质子放射治疗。其中 3D–CRT 克服了肝脏放疗耐受性差的障碍,提高了临床疗效,被认为是肝癌放疗的主流。

107. 肝癌病人一定要做放疗吗?

答:肝癌病人不一定要做放疗。

肝癌病人有下述情况者可考虑放疗:一般情况差或肝功能不良而不能进行手术切除者;肿瘤位于重要解剖结构(如肝门区),无法手术切除者;对于巨大肿瘤,压迫症状明显或疼痛剧烈,可行姑息治疗者。

(1)适应证。①局限于肝内的肿瘤。中央型肝癌切缘距离肿瘤≤1cm 的窄切缘手术后。②外科或介入治疗后出现的癌栓以及原发灶的癌栓(门静脉、肝静脉、下腔静脉癌栓)。③伴有淋巴结转移或远处转移。肝外转移包括淋巴结转移、肺转移、骨转移、肾上腺转移、脑转移、腹膜和胸腔内膜转移等,也可用于肝癌肝移植前的治疗。④胆管细胞癌。放疗可延长胆管细胞癌切除术后切缘阳性和不能切除病人的生存期。

（2）相对禁忌证。①对放射不敏感或中等敏感。②放射中等敏感，肿瘤经足量放射后有局部复发。③有其他疾病不能立即放疗，如伴急性炎症或严重脏器功能不全（心肺肝肾功能不全）。④血象过低，需待恢复后再行放疗。绝对禁忌证为严重恶液质的濒死病人，伴高热或肿瘤所在脏器有穿孔或合并大量胸腔积液或腹水。

108. 肝癌放疗后常见哪些不良反应?

答：放射治疗存在一定的不良反应。

（1）消化系统反应：恶心、呕吐、上消化道出血等。
（2）急性肝功能损害：血清 ALT、AST、胆红素等上升。
（3）骨髓抑制：短期内白细胞数量下降、血小板减少等。

109. 什么是化学治疗?

答：化疗是化学药物治疗的简称，是利用化学药物阻止癌细胞的增殖、浸润、转移，直至最终杀灭癌细胞的一

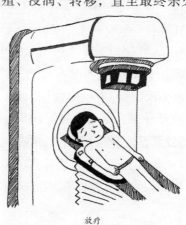

放疗

种治疗方式。一般来说，肝癌对化疗的敏感度不如其他肿瘤高，应结合介入、放射、免疫等方法进行综合治疗。

110. 肝癌病人常用的化疗药物与途径有哪些？

答：肝癌病人常用的化疗药物有氟尿嘧啶（5 – FU）及其衍生物氟尿苷、替加氟、双替加氟、复发替加氟；多柔比星（ADM）及其衍生物表柔比星、吡柔比星；顺铂（DDP）及其衍生物卡铂；丝裂霉素（MMC）。其他还有奥沙利铂、紫杉醇、吉西他滨、YNK – 0、DX – 8951f、Tomudex、CPT – 11 等。肝癌病人常用的化疗途径主要有口服、静脉给药的全身化疗，经肝动脉、门静脉、腹腔内、瘤内直接注射药物等局部化疗途径。

111. 肝癌病人一定要做化疗吗？

答：肝癌病人不一定要做化疗。

（1）适应证。①合并有肝外转移的晚期病人。②局部病变，但不适合手术治疗或 TACE 者，如肝脏弥漫性病变或肝血管病变异常。③合并门静脉主干或下腔静脉癌栓。④多次 TACE 后肝血管阻塞。⑤介入治疗后复发。

（2）禁忌证。①ECOG PS 评分 >2 分，Child – Pugh 评分 >7 分。②白细胞计数 $< 3.0 \times 10^9/L$ 或中性粒细胞计数 $< 1.5 \times 10^9/L$，血小板计数 $< 60 \times 10^9/L$，血红蛋白 $<90g/L$。③肝、肾功能明显异常，氨基转移酶（AST 或 ALT）>5 倍正常值和/或胆红素显著升高 >2 倍正常值，人血白蛋白 $< 28g/L$，肌酐≥正常值上限，肌酐清除率 $<50ml/min$。④感染发热、出血倾向、中大量腹腔积液和肝性脑病。

112. 肝癌化疗后常见哪些不良反应?

答：化疗后存在一定的不良反应。

(1)消化道反应：如恶心、呕吐、腹泻、便秘、口腔黏膜炎症、溃疡，严重时电解质紊乱、消化道出血。(2)血液学毒性：主要为白细胞、血小板、血红蛋白、中性粒细胞下降，严重可致全身感染、出血。(3)药物过敏反应：如发热、皮疹、过敏性休克等。(4)心血管系统毒性：如心律失常、高血压、心功能受损及静脉炎等。(5)肝肾功能损害：如黄疸、尿少或无尿等。(6)药物外渗：如皮肤溃烂、皮炎等。(7)泌尿系统：如膀胱炎和血尿等。(8)神经系统毒性：如周围神经炎和精神症状。(9)脱发。

113. 什么是靶向药物治疗?

答：靶向治疗，是在细胞分子水平上，针对已经明确的致癌位点的治疗方式。该位点可以是肿瘤细胞内部的一个蛋白分子，也可以是一个基因片段。根据基因检测结果，可设计相应的治疗药物，药物进入体内会特异性地选择致癌位点，并与之相结合而发生作用，使肿瘤细胞特异性死亡，而不会波及肿瘤周围的正常组织细胞，所以分子靶向治疗又被称为"生物导弹"。肝癌的靶点药物主要有表皮生长因子受体(EGFR)抑制药物、血管内皮生长因子受体(VEGFR)拮抗药、多激酶抑制剂、PI3K/Akt/mTOR 信号通路、肝细胞生长因子受体(Met)抑制剂、TGFβ 受体抑制剂等。

114. 肝癌病人一定要进行靶向药物治疗吗?

答：肝癌病人不一定要进行靶向药物治疗。

（1）适应证。根据中国临床肿瘤学会（CSCO）原发性肝癌诊疗指南 2020，靶向药物使用的前提是肝功能 Child‐Pugh A 级或较好的 B 级（≤7 分）。靶向药物有索拉菲尼、仑伐替尼、乐伐替尼、多纳非尼、瑞戈菲尼、阿帕替尼、卡博替尼等。

（2）禁忌证。抗血管生存靶向药物，禁用于出血或严重出血倾向病人；对靶向药物活性成分和辅料存在过敏反应；重度肝功能损伤；其他：靶向药物指定的相应的禁忌证。

115. 肝癌靶向药物治疗常见哪些不良反应？

答：肝癌靶向药物治疗不良反应分为致死性和非致死性两种。

（1）致死性不良反应：充血性心衰、脑梗死、出血、肝功能衰竭、肠穿孔、心梗、肺衰/呼吸衰竭、肺梗死、脓毒血症、猝死等，一般来说比较少见。（2）非致死性不良反应：手足综合征、皮肤毒性反应（包括手足皮肤反应、皮疹、脱屑、瘙痒、脱发、皮肤干燥、甲沟炎等）、腹泻等胃肠道反应、脱水、高血压、乏力、体重减轻、声音嘶哑、发热、疼痛、口腔溃疡等。

116. 什么是生物免疫治疗？

答：生物免疫治疗是通过激发和利用机体的免疫反应来对抗、抑制和杀伤肿瘤细胞，也就是利用各种具有生物学活性的物质，调节和改善人体的免疫功能，抑制杀伤肿瘤细胞。

生物免疫治疗有三种方法：①细胞因子，包括白细胞介素、干扰素、肿瘤坏死因子、集落刺激因子；②免疫活性细胞，常用的有 LAK 细胞和 TIL 细胞；③单克隆抗体及其交联物。^{131}I‑美妥昔单抗注射液（利卡汀）是常用的免疫治疗药物，其以单克隆抗体为载体的放射性同位素免疫药物，特异性结合肝癌细胞表面 HAb18G/CDl47 抗原，封闭抗原引发的信号转导途径，发挥抑制肝癌复发、转移的作用。免疫治疗方案有阿替利珠单抗联合贝伐珠单抗、仑伐替尼联合帕博利珠单抗或纳武利尤单抗、奥沙利铂为主的系统化疗联合卡瑞利珠单抗、阿帕替尼联合卡瑞利珠单抗等。

117. 肝癌病人一定要进行生物免疫治疗吗？

答：肝癌病人不一定采用生物免疫治疗。生物免疫治疗通过调节机体自身反应，能提高抗癌能力，抑制肿瘤生长，但是尚未得到广泛应用与普及。

（1）适应证。根据中国临床肿瘤学会（CSCO）原发性肝癌诊疗指南 2020，生物免疫治疗的前提是肝功能 Child‑Pugh A 级或较好的 B 级（≤7 分）。临床分期为Ⅰ～Ⅱ期，且不适合/拒绝外科切除、肝移植与消融治疗者，可采用放射性核素免疫治疗联合 TACE 治疗；RFA 术后为Ⅰ～Ⅱ期且不适合／拒绝 外科切除、肝移植治疗的者；肝移植术后抗复发。

（2）禁忌证。对相关生物制剂活性成分和辅料过敏反应的病人；重度肝功能损伤；其他各脏器功能不全：如心功能、肾功能、肺功能等；其他：生物制剂指定的相应的禁忌证。

118. 生物免疫治疗常见哪些不良反应？

答：生物免疫治疗存在一定的不良反应。

（1）消化系统毒性反应：恶心、呕吐、腹泻、便秘、口腔黏膜溃疡，严重时电解质紊乱、消化道出血/穿孔、免疫性肠炎、免疫性胰腺炎、食管瘘等。（2）呼吸系统毒性反应：肺部感染、咳嗽、气促、免疫性肺炎、呼吸困难等。（3）药物过敏反应：发热、皮疹、过敏性休克等。（4）血液、心血管系统毒性反应：再生障碍性贫血、溶血性贫血、脉管炎、噬血细胞综合征以及免疫性心肌炎、心包炎、心律失常等。（5）肝功能损害：免疫性肝炎、免疫性胆管炎、肝功能异常、黄疸、低蛋白血症等。（6）皮肤毒性：瘙痒、免疫性皮炎等。（7）泌尿系统毒性反应：膀胱炎、免疫性肾炎、血肌酐升高、蛋白尿、少尿或无尿等。（8）神经系统毒性反应：周围神经炎、免疫性神经炎、脑炎及精神异常。（9）内分泌系统毒性反应：甲状腺功能减退、高血糖或糖尿病等。（10）眼部疾病：干眼症、结膜炎、角膜炎、虹膜炎。（11）其他：淀粉酶升高、血小板降低、贫血、低钠血症等。

119. 有肝炎的肝癌病人一定要进行抗病毒治疗吗？

答：合并有肝炎的肝癌病人不一定要进行抗病毒治疗。

对于具有乙肝、丙肝背景的肝癌病人，应特别要注意检查和监测病毒载量（HBV-DNA、HCV-RNA）以及肝炎活动情况。（1）如果存在肝硬化的临床证据，无论丙氨酸氨基转移酶水平、乙肝 e 抗原状态或乙肝病毒 DNA 水平如何，均需要进行抗病毒治疗。（2）对于无肝硬化临床证据的病人，若年龄 >30 岁，同时丙氨酸氨基转移酶水平持续升高，且存在乙肝病毒活跃复制证据（乙肝病毒 DNA >2000IU/ml），无论乙肝 e 抗原水平如何，建议进行抗病毒治疗。（3）对于以下情况则无须进行抗病毒治疗：无肝硬化临床证据；丙氨酸氨基转移酶水平持续正常；乙肝病毒低水平复制（乙肝病毒 DNA＜2000IU/ml）。此时，无论乙肝 e 抗原水平如何，无论年龄大小，都无须进行抗病毒治疗。

120. 肝癌病人要进行保肝利胆治疗吗？

答：肝癌病人可以进行保肝利胆治疗。

肝癌病人发生肝细胞损伤的机制非常复杂，除了肝炎、肝硬化、肝功能异常等基础肝病外，还可能与肿瘤细胞的生长、浸润、转移以及肿瘤治疗过程中的损伤密切相关。肝癌病人配合保肝利胆治疗，能保障抗肿瘤治疗的顺利实施，改善病人的生活质量，延长生存期。对于肝功能的保护，常采用异甘草酸镁、还原型谷胱甘肽、多磷脂酰胆碱、乌司他丁、硫普罗宁、联苯双酯等。对于利胆，多采用腺苷蛋氨酸、熊去氧胆酸、苦黄注射液、茵陈黄口服液等。对于采用中药治疗的肝癌病人，可在方药中加入保肝利胆类中药。临床在选择药物的时候，应考虑病人的病情、肝功能情况、治疗手段等因素，酌情进行治疗与监测。

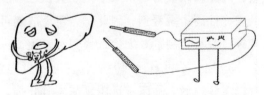

射频消融治疗

121. 什么是三阶梯止痛原则？

答：癌痛可引起食欲减退、焦虑、抑郁、失眠等症状，而且影响病人的心理状况，生活质量下降，因而有效控制癌痛意义重大。癌痛"三阶梯"疗法，即按疼痛程度将癌痛分为轻、中、重三个阶梯，根据三个阶梯适当地选择止痛药。轻度疼痛主要应用解热镇痛药(如对乙酰氨基酚、塞来昔布等)，中度疼痛选用弱阿片类药物(如曲马多、布桂嗪等)，重度疼痛使用强阿片类药物(如羟考酮、芬太尼、吗啡等)。其给药原则为：口服给药；按阶梯给药；按时给药；个体化给药；严密观察病人用药后的变化。

122. 肝癌病人使用吗啡会成瘾吗？

答：肝癌病人长期使用吗啡能成瘾，但成瘾性较低。

吗啡是缓解癌性疼痛的首选药物，但是其具有成瘾性，长期使用可出现依赖性。吗啡成瘾可能出现以下情况：失去控制、过量应用药物、强迫应用药物、明知有危害仍然不择手段地寻找药物，以及人格和情绪发生改变。一旦吗啡成瘾，再服用吗啡，不仅难以缓解疼痛，还会出现各种异常行为。

预防吗啡成瘾，首先要注意吗啡剂型的选择。口服吗啡的病人一般不会产生成瘾性，而针剂相对于口服制剂更易于成瘾，因此临床上首选口服制剂。其次，口服剂型中即释片的成瘾性高于缓释剂，因此，为避免成瘾可首选吗啡控释片等口服长效制剂。无论选择何种剂型，一定要在医师指导下应用，不可自己盲目使用，亦不可随意停药。中药亦可以缓解癌痛。临床常选用延胡索等止痛，以及乳香、没药等药物通经活络止痛。还可选用中医外治法缓解癌痛，如中药膏剂(蟾龙镇痛膏)、中医定向透药、中药硬膏热贴、针刺、艾灸等。研究显示，中医外治法与西医止痛药联用治疗癌痛，不仅能减少止痛药的用量，还能减少止痛药的毒副作用，以及降低或消除成瘾性。

123. 肝癌病人可以喝中药吗?

答：肝癌病人是可以喝中药的。

(1)手术前。手术前喝中药，能改善病人的脏腑功能，增强体质，有助于顺利完成手术。(2)手术后。手术后病人体质虚弱，或有并发症，此时喝中药，能提高免疫功能，促进术后恢复。(3)放化疗阶段。放化疗过程中会产生各种毒副作用，配合中药治疗，能改善放化疗对机体的损害，缓解不良反应。(4)中晚期。中晚期病人多症状严重且复杂，体质虚弱，配合中药，不仅能改善症状，增强体质，还能稳定或缩小瘤体。(5)对于基础疾病多、年龄大、体质弱、病情复杂、无法手术治疗的肝癌病人，中药治疗是最佳的选择。总而言之，肝癌病人全程配合中药治疗，不仅能改善症状，缓解毒副作用，还能缩小瘤体，并能提高生活质量，延长生存期。

124. 肝癌的中医治疗原则是什么?

答：肝癌的中医治疗原则包括扶助正气、祛除邪气、扶正祛邪、调整阴阳、三因制宜、治未病、辨病论治与随症论治等。

(1)扶助正气。肝癌的根本原因为气血阴阳脏腑亏虚，因此要以扶助正气为治疗原则，以益气养血、滋阴生津、温阳补肾、益阴养肾等治法进行处方用药，使人体正气旺盛，抵抗癌毒，则肿瘤会缩小甚至消失。

(2)祛除邪气。肝癌发病最初，正气尚存，痰、湿、火、热、毒、瘀等病理因素积聚于体内，导致邪气亢盛。此时应采用疏肝理气、健脾理气、清热除湿、活血祛瘀、软坚散结、以毒攻毒、清热解毒等治法祛除体内亢盛的邪气，以防邪气日久伤正气。

（3）扶正祛邪。肝癌发生发展复杂多变，不是某一方面的虚或某一方面的实所决定的，往往有虚有实，虚实夹杂。因此治疗不可纯粹的祛邪治标、扶正治本，应虚实并治，标本兼治，扶正祛邪同用，方可达到抑癌消瘤的目的。

（4）调整阴阳。肝癌病人体质不同，因此阴阳的亏损亦不同。应根据阴阳的盛衰进行治疗。对于阴阳偏盛者，应损其有余，即泻阳盛、阴盛；对于阴阳偏虚者，当补其不足，即补阴、补阳、阴阳双补。临床上往往阴阳虚实夹杂，治疗需明辨。

（5）三因制宜。肝癌病人的治疗还应重视"三因"，即因时制宜（根据季节、月令、昼夜治疗）；因地制宜（根据地理区域治疗）；因人制宜（根据年龄、性别、体质治疗）。

（6）治未病。治未病，"未病先防"，即增强人体正气、防止病邪侵害；"既病防变"，即及时治疗、防止传变。对于肝癌未发之时，可能存在癌前病变，比如肝炎、肝硬化等，应采取相应的治疗措施进行未病先防。对于已经确诊为肝癌的病人，要采用有效方法防止癌细胞扩散、转移、复发。

（7）辨病论治与随症论治。肝癌的证型不是一成不变的，而是处于不断变化之中。因此在辨证的过程中，要根据变化的症状与疾病进行论治。

125. 抗肝癌中药有哪些？

答：抗肝癌中药包括清热解毒、清热除湿、软坚散结、活血祛瘀、以毒攻毒、理气健脾、疏肝理气、扶正补虚类。

（1）清热解毒类中药

代表中药：穿心莲、金银花、漏芦、青黛、夏枯草、仙鹤草、鱼腥草、龙胆草、藤梨根、菝葜、蒲公英、大黄、土茯苓、穿心莲、青蒿、生地黄、半边莲、半枝莲、泽漆、白花蛇舌草、猫爪草、紫花地丁、茵陈蒿、龙葵、七叶一枝花、夏枯草、露蜂房、石见穿、白英、槐花、山豆根、大青叶、冬凌草、石上柏、虎杖、白茅根、苦参、天花粉、苦参、重楼、肿节风、鸦胆子、板蓝根、黄芩、黄连、黄柏、败酱草、紫草、芒硝等。

适用范围：热毒蕴结者。

作用机制：此类中药具有抗癌杀毒的作用，可直接抑制肿瘤；抗感染，消除炎症，防止癌细胞扩散、转移；激发细胞毒性；增强细胞吞噬作用；提高骨髓造血功能；调节免疫功能。

（2）清热除湿类中药

代表中药：苦参、虎杖、龙胆草、金钱草、半枝莲、茯苓、蚕沙、猪苓、泽泻、泽漆、车前子、苍术、木防己、厚朴、大贝母、藿香、皂角刺、佩兰、草果、半夏、黄芩、黄连、重楼等。

适用范围：湿热壅盛者。

作用机制：此类中药具有抗癌的作用，并且还有抗感染、保肝利胆等作用，能改善肝功能与黄疸。

（3）软坚散结类中药

代表中药：川贝母、半夏、夏枯草、栝楼、昆布、海藻、海浮石、猫爪草、僵蚕、海藻、穿山甲、地龙、昆布、牡蛎、石菖蒲、瓜蒌、威灵仙、露蜂房、龟甲、鳖甲、诃子、瓜蒂、天葵子、白芥子、山慈菇。

适用范围：湿热瘀毒聚积，肿块聚积于肝脏者。

作用机制：此类中药能杀伤肿瘤细胞，抑制癌细胞生长、繁殖；减轻瘤体周围组织的水肿，纠正炎症反应，如疼痛、发热等症状；调节免疫功能；纠正机体内环境紊乱，减少药物及放化疗的毒副作用。

(4)活血祛瘀类中药

代表中药：当归尾、桃仁、莪术、三七、赤芍、丹参、水蛭、乳香、没药、炮山甲、全蝎、蜈蚣、郁金、八月札、石见穿、土鳖虫、徐长卿、防己、老鹤草、王不留行、川芎、牛膝、泽兰、路路通、虎杖、水红花子、三棱、生大黄、马鞭草、红花、蒲黄、蟑螂、九香虫、失笑散。

适用范围：气滞血瘀者。

作用机制：此类中药能抑制肿瘤，改善血液流变学，降低血液黏度、抗凝血、抗血小板聚集、抗血栓、改善微循环，并能进行免疫调节、抗感染、镇痛等作用。临床使用时，不能过于峻猛，以免出血。

(5)以毒攻毒类中药

代表中药：全蝎、雄黄、守宫、马钱子、斑蝥、砒石、蜈蚣、水蛭、蟾蜍、土鳖虫、山豆根、藤黄、白花蛇、贯众、生川乌、生草乌、附子、牵牛子、商陆、生半夏、生南星、千金子、急性子、甘遂、雄黄、朱砂、蛇毒等以及金龙胶囊等复方制剂。

适用范围：毒邪蓄积者。

作用机制：此类中药具有抑制肿瘤的作用，能缩小肿瘤大小，改善相关症状，并具有镇痛作用。

(6)理气健脾类中药

代表中药：人参、党参、西洋参、白术、黄芪、茯苓、猪苓、山药、砂仁、山楂、神曲、谷芽、麦芽、鸡内金、黄精等中药以及四君子汤、补中益气汤等方剂。

适用范围：脾虚气滞者。

作用机制：此类中药具有调节免疫、代谢、骨髓造血、胃肠功能等作用。不仅能减轻肝癌病人的症状，还能增强体质，减轻药物及放化疗的毒副作用。

（7）疏肝理气类中药

代表中药：柴胡、青皮、八月札、陈皮、枳壳、香附、郁金、延胡索、大腹皮、川楝子、旋覆花、佛手、乌药、沉香、厚朴、玫瑰花、九香虫、绿萼梅、木香等。

适用范围：肝气郁结者。

作用机制：此类中药能改善病人症状，抑制肿瘤，改善因癌细胞所致的机体各系统的紊乱失衡。理气药多辛香，有化燥伤津助火之弊，不可久用、重用。

（8）扶正补虚类中药

代表中药：补虚扶正类中药又分为益气、补血、温阳、滋阴类。比如：人参、党参、西洋参、黄芪、灵芝、茯苓、薏苡仁、冬虫夏草、鹿茸、山茱萸、紫河车、女贞子、当归、白芍、阿胶、麦冬、淫羊藿、鳖甲、白术、山药、红枣、百合、枸杞子、杜仲、肉苁蓉、沙参、玉竹、石斛、何首乌、高良姜、砂仁、吴茱萸、干姜、附子、艾叶等。

适用范围：气虚、血虚、阴虚、阳虚者。

作用机制：此类中药能补益机体的气血，提高免疫力，缓解药物及放化疗的毒副作用，抑制肝脏肿瘤。

126. 中药如何抗肝癌？

答：中药具有抗癌作用。

（1）抑制癌细胞增值。丹参具有抑制癌细胞增殖的作用，复方丹参注射液可提高病人 CD3⁺T 细胞、CD4⁺T 细胞和 CD4⁺T/CD8⁺T 细胞比值及血清免疫球蛋白 IgM、IgG、IgA 水平，改善病人免疫功能。葛根、鸡骨草、金花茶、预知子能抑制肝癌细胞增殖。

（2）诱导细胞凋亡和自噬。柴胡能诱导细胞自噬，并能降低 AFP，抑制肝癌细胞生长。鱼腥草能诱导 Hep G2 细胞凋亡，抑制细胞增殖。地榆通过促进细胞凋亡发挥体外抗肿瘤作用。栝楼通过激活 caspase-3 和磷酸化 JNK 来诱导肝癌细胞凋亡。

（3）提高机体免疫能力。桑黄能通过调节免疫来促使肿瘤细胞坏死。龙葵能增强免疫功能，改善机体细胞免疫因子而抗癌。

（4）阻滞细胞周期。冬凌草通过将 HepG2 肝癌细胞阻滞在 G2/M 期来抗癌。白藜通过降低 mTOR 磷酸化水平阻滞细胞于 G0/G1 期而抑制细胞增殖。吴茱萸通过将肝癌细胞阻滞于 G2/M 期来抑制肝癌细胞的增殖。斑蝥通过阻滞肝癌细胞于 G2/M 期来抑制肝癌细胞增殖并诱导癌细胞凋亡。

（5）调节信号通路。人参可通过激活 GSK-3β 降解 β-catenin 来抑制肿瘤细胞转移。白术通过影响 Wnt/β-catenin 信号通路对肝癌细胞的体外增殖和侵袭能力产生抑制作用。苦参通过抑制 AKT/GSK3β/β-catenin 信号通路降低 β-catenin 的转录活性来抑制肝癌细胞增殖。蜈蚣通过降低 STAT3 磷酸化调控 STAT3 相关信号通路的过度活化，抑制人肝癌细胞的增殖及转移侵袭能力。佛手通过抑制 PI3K/Akt 信号通路活化来诱导 Hep G2 和 Hep3B 细胞的凋亡，抑制其增殖。白花蛇舌草通过可调控 PI3K/Akt 信号通路的转导来抑制肿瘤血管新生。大黄可通过调控 Akt 信号通路来诱导肝癌细胞凋亡。姜黄通过调节机体内的某条信号通路可诱导人肝癌 SMMC‒7721 细胞凋亡。木蝴蝶通过调节机体内的某条信号通路而促进肿瘤细胞凋亡、抑制肿瘤细胞增殖和转移。

（6）抑制血管内皮生长因子。枸杞子通过直接 VEGF 来抑制肝癌细胞的迁移和侵袭。山豆根通过抑制 VEGF、PI3K 表达量，从而抑制肿瘤。

（7）逆转肝癌细胞耐药性。川芎通过抑制 P‒gp 的表达对肝癌的多药耐药产生逆转作用。黄芪通过下调 mdrl mR‒NA 表达及抑制 P‒gp 的表达来逆转 BEL‒7402/5‒FU 细胞的耐药性。

（8）辅助放化疗、减轻毒副作用。放化疗过程往往会伴随许多毒副作用，配合中药治疗可以减少胃肠道反应，逆转肿瘤多药耐药，提高机体免疫力。如黄芩清热燥湿，泻火解毒，止血，可显著提高放疗增敏作用，提高 Hep G2 细胞凋亡率，并可有效调控 p53 蛋白及 m RNA 水平。

127. 抗肝癌的中成药有哪些?

答：抗肝癌的中成药分为复方制剂与单味制剂。我国国家药品监督管理局已经批准若干种现代中药制剂用于治疗原发性肝癌，包括榄香烯、康莱特、华蟾素、消癌平、槐耳颗粒、肝复乐、金龙胶囊和艾迪注射液及其口服剂型等。以下药物需在医师指导下使用。

（1）肝复乐片/肝乐合剂。功效：健脾理气，清热解毒，化瘀软坚。主治：肝癌术后防复发转移或中晚期肝癌。

（2）槐耳颗粒。功效：扶正固本，活血消癥。主治：肝癌术后防复发转移或中晚期肝癌。

（3）复方斑蝥胶囊。功效：益气养阴，化瘀解毒。主治：肝癌术后防复发转移或中晚期肝癌。

（4）鸦胆子油软胶囊、鸦胆子油口服乳。功效：清热燥湿，解毒消癥。主治：中晚期肝癌。

（5）西黄胶囊。功效：解毒散结，消肿止痛。主治：中晚期肝癌。

（6）八宝丹胶囊。功效：清利湿热，活血解毒，祛黄止痛。主治：中晚期肝癌。

（7）化癥回生口服液。功效：消癥化瘀。主治：中晚期肝癌。

（8）金龙胶囊。功效：破瘀散结，解郁通络。主治：原发性肝癌。

（9）淫羊藿素软胶囊（阿可拉定）。功效：扶正抗癌。主治：不适合或患者拒绝接受标准治疗，且既往未接受过全身系统性治疗的、不可切除的肝细胞癌。

128. 抗肝癌的中药注射液有哪些？

答：抗肝癌的中药注射液具有一定疗效，但是不可滥用，需在医师指导下使用。

（1）华蟾素注射液。功效：解毒，消肿，止痛。主治：中晚期肝癌。

（2）复方苦参注射液。功效：清热利湿，凉血解毒，散结止痛。主治：中晚期肝癌。

（3）康艾注射液。功效：益气扶正。主治：中晚期肝癌。

（4）艾迪注射液。功效：清热解毒，消瘀散结。主治：中晚期肝癌。

（5）消癌平注射液。功效：清热解毒，化痰软坚。主治：中晚期肝癌。

（6）榄香烯注射液。功效：逐瘀利水。主治：中晚期肝癌。

（7）康莱特注射液。功效：益气养阴，健脾化湿。主治：中晚期肝癌。

129. 保肝护肝的中药有哪些?

答：肝癌病人一般都会有肝功能损伤，保肝护肝是肝癌治疗过程中不可或缺的。中药通过抗肝细胞损伤、促进肝细胞再生、恢复肝功能、降转氨酶、降黄疸、降胆红素、防治肝硬化、抑制肝炎、增强肝脏解毒功能等作用而起到保肝护肝的目的。

（1）保肝降酶类中药：党参、五味子、水飞蓟、垂盆草、山豆根、虎杖、连翘、龙胆草、板蓝根、大青叶、黄柏、黄芩、川黄连、败酱草、蒲公英、金银花、白花蛇舌草、夏枯草、葛根、大黄、三七、灵芝、猪苓、萹蓄、鸡内金、升麻、女贞子、绞股蓝、叶下珠、苦参、山豆根、茵陈、柴胡、丹参、甘草、野菊花等。

（2）保肝降黄类中药：茵陈、大黄、熊胆、苦参、毛冬青、金钱草、龙胆草、水飞蓟、穿心莲、栀子、胡黄连等。

（3）抗纤维化保肝类或免疫保肝类中药：冬虫夏草、党参、灵芝、枸杞子、红枣、人参、当归、川芎、三七、防己、姜黄、桃仁、红景天、半枝莲、绞股蓝、墨旱莲、秋水仙等。

（4）保肝抗病毒类中药：苦参、叶下珠、珍珠草、甘草、柴胡、白芍、水飞蓟、胡黄连、樟芝、香菇、莪术、鸡骨草等。

（5）其他：佛手、穿心莲、栀子、香附、木香、赤芍、芦荟、天麻、郁金、地龙、合欢、土茯苓、决明子、紫草、珍珠草、百合等。

130. 保肝护肝的中成药有哪些?

答：中成药主要是由中药制作加工而成，服用方便，疗效肯定。

以下例举几种保肝护肝中成药：护肝片、复方黄栌口服液、复方银杏叶制剂、复方松针、复方甘草甜素、灵五颗粒、复方护肝汤、复方柴胡制剂、复方螺旋藻胶囊、肝复康片、护肝颗粒、茵栀子黄注射液、舒肝宁注射液、茵栀黄注射液、复方茵陈胶囊、灵五颗粒、复方鳖甲软肝片、壮肝逐瘀煎、扶正化瘀方、康氏抗肝颗粒、柔肝化瘀颗粒、清木丹颗粒、肝苏颗粒、清肝颗粒、复方益肝灵片、降酶灵胶囊、护肝宁片、健肝灵胶囊、肝喜乐胶囊等。临床应用中病人必须在医师指导下选用，切不可私自购买使用。

131. 肝癌如何进行中医辨证论治?

答：辨证论治，即采用中医的望闻问切收集病人的疾病资料，包括疾病的部位、原因、发病机制等，通过分析确定为某一种证型，再根据证型进行处方用药。

（1）气滞血瘀型

主症：胁腹结块，固定不移，两胁窜痛或胀痛，胸闷腹胀，纳呆乏力，舌淡或暗红或边有瘀斑，苔薄白或薄黄，脉弦。

治法：疏肝理气，活血化瘀。

主方：四逆散合大黄䗪虫丸加减。

药物组成：柴胡、枳壳、赤芍、大黄、䗪虫、黄芩、桃仁、郁金、莪术、陈皮、半枝莲、白花蛇舌草、石见穿、甘草。

临床加减：腹胀胁痛，加延胡索、川楝子、青木香；纳呆乏力，去黄芩、大黄，加党参、黄芪、茯苓、炒麦芽；低热，加鳖甲(先煎)、青蒿、地骨皮、银柴胡。

用法：水煎，每日1剂，分2次温服。

(2)肝瘀脾虚型

主症：上腹肿块，胀痛或刺痛，纳呆恶心，腹大胀满，气短乏力，大便或干或稀，形体消瘦，舌质紫暗，或有瘀点、瘀斑，苔薄，脉沉细或涩。

治法：健脾理气，化瘀软坚。

主方：肝复方加减。

药物组成：党参、黄芪、白术茯苓、香附、柴胡、沉香末(冲服)、陈皮、穿山甲、桃仁、丹参、苏木、牡蛎、全蝎、重楼。

临床加减：纳呆乏力，加炒麦芽、薏苡仁、鸡内金、山楂；恶心欲呕，加法半夏、竹茹、砂仁；便秘，加大黄、厚朴；疼痛，加延胡索、川楝子、制乳香、制没药。

用法：水煎，每日1剂，分2次温服。

(3)脾虚湿困型

主症：腹大胀满，如囊裹水，上腹结块，身重纳呆，神疲乏力，大便溏薄或腹泻，小便短少，肢胀足肿，舌淡胖，苔白腻，脉弦滑或濡。

治法：健脾益气，利湿消肿。

主方：四君子汤合五皮饮加减。

药物组成：党参、白术、茯苓皮、大腹皮、陈皮、生姜皮、黄芪、薏苡仁、木通、半枝莲、丹参、鳖甲（先煎）、半边莲、木香、甘草。

临床加减：恶心欲呕，加法半夏、竹茹；腹泻较重，加炮姜、苍术、炒扁豆；身目发黄，加茵陈、金钱草；腹水较甚，加泽泻、猪苓、车前子、牵牛子。

用法：水煎，每日1剂，分2次温服。

（4）肝热血瘀型

主症：上腹肿块质硬如石，疼痛拒按，或胸胁掣痛不适，烦热口干，或烦躁口苦喜饮，大便干结，尿黄或短赤，甚则肌肤甲错，舌质红或暗红，边尖有瘀点瘀斑，苔白厚或黄，脉弦数或弦滑有力。

治法：清肝解毒，祛瘀消癥。

主方：莲花清肝汤。

药物组成：半枝莲、七叶一枝花、白花蛇舌草、蜈蚣、莪术、桃仁、红花、柴胡、白芍、人工牛黄，延胡索、田七。

临床加减：腹部疼痛或胸胁掣痛，加徐长卿、蒲黄、五灵脂；大便干结，加生地黄、大黄。

用法：水煎，每日1剂，分2次温服。

（5）湿热结毒型

主症：身黄、目黄、黄疸日深，经久不退，发热胁痛，心烦易怒，恶心纳差，口苦干，食少，腹胀满，胁肋刺痛，局部痞块，小便短赤，大便干结，舌红或绛，苔黄糙或焦黄，脉弦或滑数。

治法：清肝利胆，化瘀祛湿，泻火解毒。

主方：茵陈蒿汤加减。

药物组成：绵茵陈、栀子、大黄、溪黄草、猪苓、柴胡、白芍、郁金、女贞子、桂枝、半枝莲、七叶一枝花。

临床加减：大便干结，加芒硝（冲服）、枳实；黄疸明显，以阳黄为主加金钱草、黄芩；包块明显加半枝莲、半边莲、败酱草；胁肋部疼痛明显加金铃子、延胡索、八月札；腹胀明显加木香；高热加生石膏、知母。

用法：水煎，每日1剂，分2次温服。

(6)肝盛脾虚型

主症：上腹肿块胀顶不适，消瘦乏力，倦怠短气，腹胀纳少，进食后胀甚，眠差转侧，口干，大便溏薄，小便黄短，甚则出现腹水、黄疸、下肢浮肿，舌质胖，舌苔白，脉弦细。

治法：健脾益气，泻肝消癥。

主方：逍遥散合四君子汤加减。

药物组成：党参、白术、茯苓、桃仁、柴胡、当归、白芍、栀子、八月札、莪术、甘草。

临床加减：纳呆乏力加炒麦芽、薏苡仁；便秘加大黄、厚朴；疼痛加延胡索、川楝子、制乳香、制没药；短气乏力用生晒参易党参；腹胀加槟榔、木香；黄疸加蒲公英、茵陈、徐长卿、泽泻。

用法：水煎，每日1剂，分2次温服。

(7)肝肾阴虚型

主症：鼓胀肢肿，蛙腹青筋，四肢柴瘦，唇红口燥，神疲乏力，短气喘促，纳呆厌食，烦躁不眠，小便短少，上下溢血，甚则神昏摸床，舌质红绛，舌光无苔，脉细数无力，或脉如雀啄。

治法：滋养肝肾，祛瘀软坚。

主方：一贯煎加减。

药物组成：生地黄、当归、枸杞子、沙参、麦冬、川楝子、女贞子、赤芍、旱莲草、生龟甲(先煎)、黄芪、鳖甲(先煎)、全蝎、重楼。

临床加减：低热、口干咽燥，加青蒿、银柴胡、天冬；齿印及鼻出血，加白及、白茅根、仙鹤草；呕血、黑便，加生大黄、云南白药(冲服)、白及；腹胀，酌加木香；肝性脑病神昏，加服安宫牛黄丸；出血，加鲜旱莲草叶、鲜藕汁、水牛角。

用法：水煎，每日1剂，分2次温服。

132. 肝癌如何进行中医对症论治?

答：肝癌出辨证论治外，还需根据每一个阶段所表现的不同症状进行论治。

(1)围手术期

①气血不足证

主症：神疲乏力，少气懒言，头晕目眩，唇甲色淡等。

治法：气血双补。

主方：八珍汤加减。

药物组成：人参、白术、茯苓、当归、三七、白芍、熟地黄、甘草等。

②脾胃虚弱证

主症：神疲倦怠，形体消瘦，面色萎黄，食少纳呆，大便溏泄，腹部不适等。

治法：补中益气，健脾益胃。

主方：补中益气汤加减。

药物组成：黄芪、白术、陈皮、升麻、柴胡、当归、生姜、红枣等。

（2）肝功能异常

主症：食欲减退，厌食油腻，恶心，乏力，易倦，嗜睡等。

治法：健脾平肝。

主方：柴芍六君子汤加减。

药物组成：柴胡、白芍、党参、白术、茯苓、法半夏、陈皮、甘草等。

（3）介入术后消化道反应

①脾胃不和证

主症：脘腹胀痛，呕吐痞闷，不思饮食等。

治法：健脾和胃

主方：香砂六君子汤加减

药物组成：木香、砂仁、党参、白术、茯苓、法半夏、陈皮、姜竹茹、炒山楂、炒麦芽、甘草等。

②脾胃虚寒证

主症：腹胀，腹痛，呕吐纳少，神疲乏力，手足不温等。

治法：温中散寒，补气健脾。

主方：理中汤加减。

药物组成：人参、白术、干姜、甘草等。

（4）介入术后骨髓抑制（脾肾亏虚，气血不足证）

主症：白细胞、血小板等下降。

治法：健脾益肾，补气养血。

主方：脾肾方加减。

药物组成：人参、黄芪、白术、茯苓、女贞子、墨旱莲、枸杞子、菟丝子、淫羊藿、灵芝、鸡血藤、甘草等。

（5）介入术后发热

①肝脾不和，郁热内生证

主症：发热。

治法：疏肝清热，健脾和营。

主方：丹栀逍遥散加减。

药物组成：牡丹皮、栀子、白芍、茯苓、当归、柴胡、黄芩、金银花、青蒿、白术、甘草等。

②湿热蕴结证

主症：发热。

治法：清热解毒，祛湿化浊

主方：甘露消毒饮加减。

药物组成：滑石、黄芩、茵陈、石菖蒲、川贝母、木通、藿香、连翘、白蔻仁、薄荷、射干等。

（6）靶向药物相关性皮疹

①风热血燥证

主症：皮疹。

治法：清热凉血，养血润燥。

主方：四物消风散加减。

药物组成：防风、蝉蜕、苦参、黄芩、野菊花、牡丹皮、生地黄、当归等。

②湿热蕴肤证

主症：皮疹。

治法：清热祛湿解毒。

主方：萆薢渗湿汤加减。

药物组成：萆薢、薏苡仁、赤茯苓、黄柏、牡丹皮、泽泻、滑石、通草等。

（7）靶向药物相关性腹泻

①脾虚湿盛证

主症：泄泻。

治法：渗湿止泻，健脾益气。

主方：参苓白术散加减。

药物组成：白扁豆、白术、茯苓、甘草、桔梗、莲子、人参、砂仁、山药、薏苡仁等。

②肝郁脾虚证

主症：泄泻。

治法：疏肝行气，健脾止泻。

主方：痛泻要方加减。

药物组成：陈皮、白术、白芍、防风、香附、柴胡、茯苓、甘草等。

（8）腹水（脾虚湿困证）

主症：腹水。

治法：健脾利水。

主方：四君子汤合四苓散加减：人参、茯苓、白术、泽泻、猪苓、甘草。辨证属气滞者，加柴胡疏肝散疏肝理气；属寒湿者，加实脾饮温中行气；属湿热者，加茵陈蒿汤清热利湿；属血瘀者，加调营饮活血化瘀；属脾肾阳虚者，加附子理中汤温补脾肾；属肝肾阴虚者，加一贯煎滋养肝肾。

（9）黄疸

①肝胆湿热证

主症：黄色鲜明如橘色。

治法：疏肝利胆，清热除湿。

主方：茵陈蒿汤合五苓散加减：茵陈、栀子、大黄、猪苓、茯苓、白术、泽泻、桂枝等。

②脾虚湿郁证

主症：黄色晦暗如烟熏。

治法：健脾祛湿。

主方：六君子汤加减：陈皮、法半夏、人参、茯苓、白术、甘草等。

(10)消化道出血

主症：呕血。

主方：因胃热壅盛所致，以泻心汤合十灰散加减。缠绵不止，时轻时重，多因气虚血溢，以归脾汤加减。伴有躁动易怒，多因肝火犯胃，以龙胆泻肝汤加减。兼寒象，则考虑脾阳不足，以黄土汤加减。临床中应注意，禁食禁饮病人不宜口服汤药，这类病人应慎重使用活血化瘀药物，如兼有瘀血，则多采用活血止血药，如大黄、三七等。

(11)癌性疼痛

主症：阵发性刺痛，夜间加重。

治法：活血化瘀，行气止痛。

主方：属气滞血瘀证，以膈下逐瘀汤加减：五灵脂、当归、川芎、桃仁、牡丹皮、赤芍、乌药、延胡索、香附、红花、枳壳、甘草等。

133. 哪些药物对肝脏有毒副作用？

答：药源性肝损害(DILI)是指药物和(或)化学物质经呼吸道、消化道或静脉等途径进入人体导致的肝脏损害。

对肝脏有毒副作用的药物主要有以下几种：(1)抗微生物药：抗结核病药、抗生素、抗真菌药、抗麻风药等。(2)

中枢神经系统药物：抗痛风药、解热镇痛药、影响脑血管、脑代谢药物、抗精神病药、抗癫痫药等。（3）消化系统药物：肝胆疾病辅助药、消化性溃疡病药物等。（4）微循环系统药物：抗心律失常药、调节血脂药、降血压药等。（5）激素及其相关药物：影响血糖的药、抗甲状腺药物等。（6）其他：免疫抑制剂、抗血小板药、肠外营养药、驱肠虫药、抗肿瘤激素类药物、过敏反应介质阻释剂、某些老年病用药以及中成药、中药。

134. 服用抗癌中药需要注意什么？

答：中药在煎煮方面是有一定的要求的。

（1）中药一般是每日 1 剂，煎煮 2 次，2 次药之间间隔 6～8 小时，一般以温服为宜。煎药器具以瓦罐、砂锅为主，不建议使用不锈钢、铁器等器具。

（2）服药期间，食物选择以清淡易消化为原则。服用清热解毒类中药时，饮食上忌辛辣、油腻、煎炸等食物；服用温阳散寒类中药时，饮食上忌生冷、寒凉等食物。服用中药的同时不宜喝浓茶、饮料、酒及辣椒、腐乳、烟熏腌制品等。

（3）活血化瘀类药物如丹参、红花等，服用后可能有出血倾向，如牙龈出血，皮下有出血点或病灶局部有少量出血、消化道肿瘤合并溃疡者需慎用。服药后注意面色、神志、脉搏、呼吸、血压、月经等的改变，以及排泄物的颜色与血量，必要时检查大便，如有出血先兆则应停止用药，卧床休息。

（4）有毒类药物如天南星、生半夏、生附子等，煎药时要先煎并久煎（约 1 小时），以降低其毒性。病人服药后注意有无口腔发麻、口唇水肿、咽喉烧灼感，甚至出现口腔黏膜轻度糜烂、口舌麻木、味觉丧失、言语不清、声音嘶哑、张口困难等中毒症状。若出现上述情况，应立刻停药。

（5）白花蛇舌草、半枝莲等药大多药性寒凉，易伤脾胃，以饭后服为宜。服后注意食欲、有无呕吐，发现异常应适当减量，少量多次服用。

（6）服用虫类药如水蛭、斑蝥等时要注意有无血尿，有无中毒症状。

（7）对于人参、鹿茸、阿胶等滋补之品，不应与其他中药一起煎煮，需要另蒸兑服，避免与萝卜同用。

（8）中药禁忌：人参忌萝卜；鳖甲忌苋菜；地黄、何首乌忌葱、蒜、萝卜；土茯苓忌茶等。

135. 中药辅助治疗能起到增效减毒作用吗?

答：配合中药治疗有"增效减毒"的作用。

许多抗肿瘤治疗方法如放化疗等具有毒副作用，主要包括骨髓抑制、消化道反应、心脏毒性、肝功能损害、肾毒性等。通过中医辨证治疗，不仅可以提高疗效，也可程度不同地减轻各种毒副作用，缓解症状，减轻病人痛苦，提高其生活质量，从而延长生存时期。中药的增效减毒作用主要体现在以下几方面。

（1）骨髓抑制。骨髓抑制作为化疗主要毒副作用之一，目前主要采用骨髓移植及集落刺激因子等进行防治。由于此法价格昂贵，其使用范围受到一定的限制。骨髓抑制主要是指白细胞下降，血小板减少及贫血等，临床主要表现为面色萎黄或苍白、唇甲色淡、疲乏无力、头晕眼花、心悸失眠、手足麻木等，在中医学属于血虚证的范畴。治疗以补血为要。针对脾胃亏虚，予以健脾和胃药；针对精、气、津的不足，给予填精、补气、生津药；针对血瘀内停、新血不生，予以活血化瘀药以生血。

（2）消化道反应。大部分化疗药物能引起不同程度的消化道反应，如恶心呕吐。中医学认为呕吐乃胃气不降、气逆于上所致。不外乎与情志失调、痰浊、瘀血、脾胃虚弱有关，治疗多以疏肝理气、温化痰饮、健脾和胃、养阴润燥为法。

（3）心脏毒性。心脏毒性属于中医学中的心悸、怔忡的范畴，多为心虚胆怯、心血亏虚、心气不足、肝肾阴虚、痰饮内停、血脉瘀阻所致，治疗以益气养心、滋养肝肾、理气化痰为法。

（4）肝肾功能损害。肝功能损害治疗多以疏肝理气、祛瘀通络、清热利湿、养阴柔肝、滋补肾阴、温补肾阳、阴阳双补为法。

（5）周围神经病变。周围神经炎表现为指（趾）端麻木，腱反射减弱或消失，感觉异常，少数可发生感觉消失，垂足，肌肉萎缩或麻木、直立性低血压，膀胱张力减弱，便秘或麻痹性肠梗阻。一般为指（趾）端麻木可以不停药，但是如果出现末梢感觉消失则为停药指征，停药后感觉异常多可自行恢复。中医治疗以益气养血、活血化瘀为法。

（6）毛发脱落。化疗药作用于毛囊，引起暂时性脱发。一般停药后 1～2 个月均可恢复再生。中医治疗以益气健脾、养血生发、滋养肝肾为主法。

（7）肺毒性。肺毒性主要症状为胸闷、气短，并发感染可出现咳嗽、咳痰。治疗宜健脾益气、祛痰降逆、养阴润肺、温补脾肾。

（8）局部反应。抗癌药使用不当可引起栓塞性静脉炎，表现为静脉部位疼痛、皮肤发红，皮肤色素沉着、静脉栓塞等。当化疗药物漏入皮下引起化学性炎症，表现为漏药部位红肿、疼痛严重。此时可给予中药外敷等中医外治法。

（9）放疗不良反应。中医学认为，放射线的杀伤作用是一种热毒邪气，放疗所致的不良反应主要表现为热毒伤阴、气虚血瘀、瘀毒化热等证，在治疗方面多以清热解毒、养阴生津为主，配合活血化瘀。

第六章

肝癌的康复和预防

136. 什么是肝癌病人的康复管理?

答:康复,即指病人的身心功能、职业能力、社会生活能力的恢复。肝癌病人康复管理的范围比较大,应根据肝癌病人的自身疾病特点来选择适合自己的康复管理措施。主要包括:环境、工作生活、心理、药膳食疗、运动、护理、中医理疗以及对症处理等。康复管理是一个综合干预的过程,需要医师、病人、家属及朋友、同事等各个社会人士的共同参与,且宜早不宜晚,应贯穿于肝癌病人诊治的整个过程。制定合理的康复管理方案,有助于治疗与康复。

137. 肝癌病人进行康复管理的目标是什么?

答:康复管理的目标是不仅要"治",也要"管"。

(1)提高疗效,防复发转移。临床上经过手术、放疗或化疗后,可清除或缩小肿瘤,再配合科学合理的康复计划,有利于稳定病情,防止肿瘤复发或转移。

(2)改善生活质量,延长生存期。通过配合中药治疗、心理调节、膳食调理、家庭护理、运动锻炼等康复管理方式,有助于减轻病人的心身痛苦,提高其免疫力,改善其生活质量，延长生存期。

（3）回归社会，实现带瘤生存。经过临床治疗后，病人体质恢复，器官功能改善，此时不仅要让病人活着，更是要让病人回归家庭和社会，承担起相应的责任，完成自己所扮演的社会角色，并由此享受家庭与社会带来的幸福与美好。因此，通过各种途径实施"带瘤生存"是完全有可能的。

（4）精神支持，临终关怀。对肝癌病人，尤其临终之际的病人，给予生理、心理、精神、社会等多方面的照顾与关爱，能使其精神愉悦，心态平和，从而坦然地面对一切。

138. 什么是"带瘤生存"？

答：所谓"带瘤生存"，指的是病人经过全身有效的抗肝癌治疗后，常见的肝癌症状消失，瘤体局部进一步缩小，癌细胞不再扩散，病情稳定并趋于好转，病人一般状况良好，可独立工作和生活。也就是机体免疫保护功能大于瘤体扩散能力，使癌细胞处于"静止""休眠"的状况，病人处于临床治愈的健康状态。"带瘤生存"是肝癌病人的最终目标，可以通过有效的中西医抗肿瘤治疗、对症支持治疗，以及康复管理等综合治疗，方能获得"带瘤生存"。

139. 什么是普食？

答：肝癌病人，尤其是经过手术、放化疗等治疗方法后，可能会导致营养丢失。因此，要及时改善肝癌病人的营养状况，合理、科学地进行饮食调理。膳食种类主要为四种：普食、软食、半流质食物、流质食物。所谓普食，就是和健康人平时饮食内容基本相同的饮食，适用于病情稳定，无吞咽及消化功能障碍的病人。普食需要品种多样化，合理分配早中晚餐，每餐保持一定量的能量、蛋白质、脂肪、碳水化合物、维生素的摄入。

140. 什么是软食？

答：软食，是一种软质，容易咀嚼和吞咽，比普食易消化的膳食。适用于消化功能较弱、牙齿不能较好咀嚼以及老年病人。软食应细软、易咀嚼消化，少用含膳食纤维和动物肌纤维的食物，或切碎煮烂后食用。进行软食的病人要注意补充维生素或矿物质，多补充菜汁、苹果汁等。

下面介绍几种肝癌病人可选用的软食品种。(1)粮食类。烂饭、馒头、包子、饺子、各种蒸食、面条、馄饨和各种粥类。(2)肉类。纤维含量少、比较细嫩的肉类，如瘦肉，要切碎制软或制成肉丸、肉饼和肉末等；含肌纤维较短的鱼类、禽类，可制成红烧鱼、清蒸鱼、鱼片和烩鸡丝等。(3)蛋类。制作时可用炒、煮和蒸等方法，应尽量避免高温的油煎炸。(4)蔬菜类。要选用粗纤维较少的蔬菜，如胡萝卜、南瓜、冬瓜、芋芳和土豆等。(5)豆类。可制作成豆浆、豆腐和豆腐丝等。(6)水果类。可选用加工的水果制品，如去皮煮过的水果、温热的水果、熟香蕉、果汁等。

141. 什么是半流质食物？

答：半流质食物，是一种比较稀，易咀嚼和消化，介于软饭和流质间的膳食，比如粥。适用于发热、食欲缺乏、咀嚼或吞咽困难和消化功能尚可的病人。半流质膳食仅作为过渡膳食。此外，手术前亦可采用半流质膳食。进食半流质膳食时宜少量多餐，每日可进餐 5～6 次，每次量少；

主食定量，不宜过量，以减轻消化器官的负担。应注意使营养成分尽量齐全充足，以维持营养平衡。若病人需要长时间食用半流质膳食，应注意食用含有高热能、高蛋白和丰富的维生素。

下面介绍几种肝癌病人可选用的半流质食物品种。（1）粮食类。各种粥类：白米粥、肉末粥、虾仁末碎菜粥、碎鸡肉粥、豆沙粥和枣泥粥等。（2）面食类。如面条、面片、馄饨、面包、蜂糕和松软的蒸食等。（3）蛋类。蒸蛋羹、蛋花汤、蒸嫩鸡蛋和蛋糕等。（4）奶类。牛奶、可可牛奶、奶酪、酸奶等。（5）豆类。豆浆、豆腐汤、鸡蛋烩豆腐等。（6）水果类。鲜果汁、果泥、西瓜和熟香蕉等；若允许也可酌情使用温热的水果、去皮煮过的水果等。（7）蔬菜类。菜汤、菜泥和番茄汁等；亦可将少量软碎菜叶加入汤面和粥中食用。（8）肉类。各种肉汤、鸡汤、肝汤、嫩肉丝、熟鸡丝或丸等。

142. 什么是流质食物?

答：流质食物，为流体状态，或在口内能融化为液体，比半流质膳食更易吞咽和消化的膳食。适用于高热、病情危重、无力咀嚼、消化功能减弱、食管狭窄和手术后病人。由静脉输液过渡到流质或半流质膳食之前，可先采用清流质膳食。流质膳食所提供的各种营养成分一般不能满足病人的正常需要，只能在短期内食用，若需较长时间食用时，要增加膳食中的热能、蛋白质、各种维生素和无机盐等。一切非流质固体食物、多纤维食物、油腻食物，以及含辛辣浓烈，加有调味品的食物等，均不适用于制备流质膳食。

下面介绍几种肝癌病人可选用流质食物品种。（1）粮食类。各种米汤、麦片粥、藕粉等。(2)蛋类。糖水或蜂蜜冲鸡蛋、豆浆冲鸡蛋、牛奶蛋羹等。(3)奶类。牛奶及各种奶制品，如可可牛奶、麦乳精牛奶、巧克力牛奶、酸牛奶等。(4)豆类。豆浆、过滤赤豆汤、过滤绿豆汤等。(5)蔬菜类。番茄汁、鲜藕汁等。(6)水果类。鲜果汁(梅、橙、西瓜、梨、葡萄等原汁)、果汁胶冻等。(7)其他饮料。汽水、淡茶、淡咖啡等。

143. 什么是地中海式饮食?

答：地中海式饮食是以地中海地区居民的膳食结构为基础的饮食方式，以自然的营养物质为基础，是一种有利于健康的，简单、清淡以及富含营养的特殊饮食方式。这种特殊的饮食结构强调多吃加工程度低、新鲜度高的当季和当地的新鲜蔬菜、水果、鱼、海鲜、豆类、坚果等；其次才是食用各种天然谷类；提倡每天食用适量的奶酪、酸奶、禽肉和蛋；少食红肉；烹饪时使用橄榄油。有研究发现，该饮食方式可降低恶性肿瘤的发生风险，其天然产品如橄榄、葡萄、黑加仑、李子、石榴、十字花科蔬菜、西红柿、芦笋、大蒜、姜黄、姜、大豆、米糠等对肝癌具有防治作用。这些膳食方式影响肝癌的发生发展，提高机体免疫功能并增强化疗药物作用。

144. 肝癌病人可以"进补"吗?

答：肝癌病人可以"进补"。

肝癌病人尤其是中晚期病人，体质较弱，需要"进补"。进补一般适用于免疫力低下、正气不足、处于康复期的肿瘤病人，可增强机体免疫力，进而遏制肿瘤的生长与

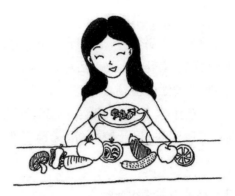

饮食干预

扩散。但是肝癌病人又存在肝功能损伤，消化功能差，因此，不能过度"进补"。肝癌病人能否"进补"，是食补还是药补，均应在医师指导下，根据病人的具体病情、个人体质及季节特点等，选择合适的进补时机及药物、食物，切忌贪多求快、急于求成。如果盲目给予大量滋腻性滋补食物，则会使病人难以吸收消化而造成营养障碍，从而加重病情。故肝癌病人尽量不要"大补"，谨慎食用羊肉、兔肉、狗肉等"红肉"以及海参、鲍鱼、鳗鱼等海鲜之品。

145. 肝癌病人如何"进补"？

答：肝脏作为一个代谢器官，癌变后很容易出现营养问题。"进补"是对人体所需要的营养成分进行补充的一种方法，包括食补与药补。根据寒、热、温、凉、平等性质，肝癌病人"进补"常分为凉补、温补、平补、峻补。无论选用何种进补之品，均需要在医师指导下进行。

（1）凉补。凉补之品指性质寒凉、补而不腻之品，适用于身体虚弱、阴虚不足或气阴两虚者，症见口干舌燥、低热、潮热、手足心热、大便秘结、舌红少苔等。常用的寒凉补品有梨、菱角、生藕、蘑菇、香蕉、百合、西瓜、苦瓜、紫菜、海带、菊花、生地黄、白芍、桑葚、沙参、麦冬、玄参、石斛等。

（2）温补。温补之品指性质温热之品，适用于气虚阳虚，症见倦怠、乏力、肢冷、畏寒等。常用的温热补品有红枣、桂圆、杏仁、桃、杏、黄鳝、海虾、黄芪、白术、冬虫夏草等。

（3）平补。平补之品指性质以甘平为主、不寒不热、不腻不燥、补性平和且缓慢之品，适用于各种肝癌病人，尤其是气虚者，可长期选用。常用的平补之品有山药、薏苡仁、扁豆、莲子、芝麻、松子、核桃肉、燕窝、银耳、茯苓、山楂、枸杞子、女贞子、龟甲胶、阿胶、党参、太子参、甘草等。

（4）峻补。峻补之品指性质较热、补益作用峻急、疗效迅速之品，适用于元气暴脱、亡阴亡阳者。常用的峻补之品有人参、附子、肉桂、鹿茸等。使用峻补之品应掌握中病即止、康复则停的原则。阴虚内热者禁用。

146. 肝癌病人可以服用膏方吗?

答：肝癌病人可以服用膏方。

膏方又叫膏剂，一般由 20 味及以上中药组成，是一种具有营养滋补和治疗预防综合作用的中成药。它是在大型复方汤剂的基础上，根据病人不同的体质、症状而确立的中药处方，经浓煎后掺入某些辅料而制成的一种稠厚状半流质或冻状药剂，具有扶正祛邪、固护胃气、提高疗效、缓解毒性、增强免疫力、改善症状等作用。一般来说，早期病人以解毒散结为主，益气养血为辅；中期病人以补益气血为主，化瘀解毒为辅；后期病人以调理气血阴阳为主；手术阶段病人以益气养血、疏通气机为主；放疗阶段病人以清热解毒、活血通络、益气养阴为主；化疗阶段病人以补益气血、健脾益肾为主。比如：疏肝健脾膏、化瘀消痞膏、解毒散结膏、鸡血藤膏、参芪苓术膏、阿龟地黄膏等。肝癌病人能服用膏方，但并非每一个阶段都适合，必须依据身体实际情况及具体病情，在正规医院配制膏方，在医师指导下服用，切勿乱用，否则可能导致头晕、眼花、脱发、掉牙、上火等一系列症状。

147. 肝癌病人可以进行药膳养生吗?

答：肝癌病人可以进行药膳养生。

俗话说："医食同源""药食同宗"。在食物中加入某些中药，具有保健、防病、治病的作用，此即药膳养生。中医肿瘤药膳疗法是利用具有防癌、抗癌作用的食用植物和动物，或在食物中加入某些具有抗癌、防癌作用的中药，从而达到临床治疗或辅助治疗肿瘤的目的。正确运用药膳能改善病人的营养状况，增强机体免疫力，提高人体对抗癌药物不良反应的耐受，遏制癌细胞生长；并能缓解症状，减少并发症，改善手术及放化疗等治疗方法引起的不良反应，从而提高生活质量，延长生存期，有利于疾病康复，还能预防肿瘤的复发和转移。药膳疗法具有辅助治疗，毒副作用小，选择多样，口感美味，使用方便等优势，适合肝癌病人。

148. 肝癌病人如何进行药膳养生?

答：肝癌病人常出现食欲不振、脘腹闷胀、恶心呕吐、腹泻腹痛等症状，加之治疗的不良反应，饮食调理尤为重要。肝功能正常或轻度损伤的病人可以食用低脂、高蛋白食物，如鱼肉、瘦肉、豆类、奶类等。饮食应以新鲜、洁净、高蛋白、高维生素、低脂肪为原则，且要多样化、易消化、清淡、少油少盐。应多吃水果、蔬菜，以保证维生素、矿物质、微量元素和膳食纤维的供给。还可多食用保肝、增强免疫功能，以及具有软坚散结作用的食物和药物，如蜂蜜、蘑菇、马蹄、佛手、山楂等。忌用高脂、辛辣、酸麻、腌制食品及烟酒、咖啡。如果肝功能较差者，则不宜进食太多高蛋白食物，以免诱发肝性脑病。出现食道静脉曲张时，应谨慎进食以粗纤维为主的蔬菜水果，以免粗纤维损伤曲张的静脉而导致食道出血。出现腹水时，宜多吃具有利尿作用的食物，如冬瓜、赤小豆等，并少用盐或不用盐。

现列举几种常见的食疗方，以下药膳方需要在医师指导下进行运用。

（1）黄芪参枣粥

材料：生黄芪 60g，党参 30g，甘草 10g，粳米 100g，大枣 10 枚。

方法：黄芪、党参、甘草煎浓汁取汁去渣。粳米淘洗净，加水与大枣同煮待成粥后，兑入药汁调匀，早晚服用。

作用：适用于气血不足，食欲较差的肝癌病人。

（2）黄芪猴头汤

材料：猴头菌 150g，黄芪 30g，鸡脯肉 100g，生姜 15g，葱白 20g，小白菜心 100g，盐适量。

方法：猴头菌温水泡发 30 分钟后，洗净切薄片，鸡脯肉切丝，黄芪煮水去渣取汁，将鸡肉丝、猴头菌片煸炒后，加入黄芪汁、葱、姜及适量水。用文火炖约 1 小时后，汤内下小白菜心，加盐略煮即可。分次酌量食用，连食 10 ~ 15 天。可用水稀释后食用。

作用：适用于久病体弱的肝癌病人。

（3）薏米鸡粥

材料：薏苡仁 100g，黄母鸡 150g，粳米 50g，盐适量。

方法：将黄母鸡去除脂肪及鸡皮，洗净，斩细拍碎；薏苡仁、粳米洗净。先加清水适量，煮至鸡熟烂，取鸡汁 1000ml 煮薏苡仁及粳米成粥，和盐调味，随意食用。

作用：适用于肝癌属于脾胃虚弱，症见神疲体倦、腹胀、双下肢浮肿者。凡外感未愈，或咳嗽痰多者慎用。

（4）淮山老鸭汤

材料：淮山 30g，西洋参 12g，红枣 5 枚，鸭肉 250g，盐适量。

方法：将鸭肉洗净，斩块；西洋参洗净，切片；淮山、红枣洗净。将全部用料与生姜 2 片一起放入炖盅内，加开水适量，炖盅加盖，文火隔开水炖 2 小时，调味即可，随意饮汤食肉。

作用：适用于肝癌属于脾胃气虚，症见形体消瘦、体倦乏力、纳差者。感冒发热者不宜用本方。

（5）山药扁豆粥

材料：山药片 30g，白扁豆 15g，粳米 15g，白糖适量。

方法：将粳米淘洗干净，白扁豆去杂洗净，同放入锅内，加适量水置武火烧沸，再用文火熬煮至米成熟时，加入山药片、白糖继续熬煮至熟即成。可作早餐食用。

作用：适用于各种肝癌病人。

（6）猕猴桃根炖肉

材料：鲜猕猴桃根 100g，猪瘦肉 200g，盐少许。

方法：将上述两物在砂锅内加水同煮，炖熟后，入盐调味，去药渣即成。可经常食用。

作用：适用于各种肝癌病人。

（7）鸡肉茯苓馄饨

材料：鸡肉 120g，茯苓粉 60g，面粉 180g，豆豉 10g，姜末、葱花、精盐、味精、香油各适量。

方法：将鸡肉剁成肉泥，拌入茯苓粉、生姜末、葱花、精盐、味精、香油，拌匀做馅；面粉加水适量制成薄面皮，包馅后制成馄饨，汤内加豆豉，放入馄饨煮熟即成。早晚随量食用。

作用：适用于脾胃气虚型肝癌。

（8）枸杞粥

材料：枸杞子 50g，粳米 50g。

方法：枸杞子洗净，与粳米共煮成粥，分 1～2 次食用。

作用：适用于肝肾阴虚型肝癌。

（9）黄精汤

材料：黄精 50g，冰糖 30g。

方法：黄精冷水泡发，加入冰糖，文火煎煮半小时，食黄精喝汤。

作用：适用于阴虚型肝癌。

（10）西洋参枸杞粥

材料：西洋参或生晒参 6g，枸杞子 15g，粳米 50～75g。

方法：生晒参或西洋参切末，与枸杞子、粳米共煮成

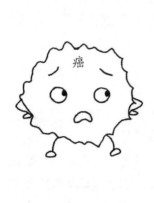
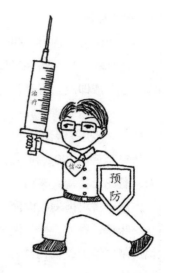

战胜肝癌

粥，空腹食用。

作用：适用于中、晚期肝癌气阴两虚者。

149. 肝癌病人会出现营养不良吗?

答：肝癌病人会出现营养不良。如果出现以下症状，就要注意营养状况了。

（1）头发干燥、变细、易断、脱发，可能缺乏蛋白质 - 能量、必需脂肪酸、锌等。（2）鼻部皮脂溢，可能缺乏烟酸、维生素 B_2、维生素 B_6 等。（3）眼干燥症、夜盲症、Bitor 斑、睑角炎，可能缺乏维生素 A、维生素 B_2、维生素 B_6 等。（4）舌炎、舌裂、舌水肿，可能缺乏维生素 B_2、维生素 B_6、维生素 B_{12}、叶酸、烟酸等。（5）龋齿，可能缺乏氟等。（6）口腔、齿龈出血、肿大、味觉减退与改变、口角炎、干裂，可能缺乏维生素 C、锌、维生素 B_2、烟酸等。（7）甲状腺肿大，可能缺乏碘等。（8）指甲舟状指、指甲变薄，可能缺乏铁等。（9）皮肤干燥、粗糙、过度角化、有瘀斑、伤口不愈合、阴囊及外阴湿疹、癞皮病皮疹，可能缺乏维生素 A、必需脂肪酸、维生素 C、维生素 K、锌、蛋白质、维生素 C、维生素 B_2、烟酸等。（10）佝偻病体征、骨质疏松，可能缺乏维生素 D、钙等。（11）肢体感觉异常或丧失、运动无力，可能缺乏维生素 B、维生素 B_{12} 等。（12）肌肉萎缩，可能缺乏蛋白质－能量。（13）维生素 B_1 缺乏病心脏体征、克山病体征，可能缺乏维生素 B_{12}、硒等。（14）营养性矮小、性腺功能减退或发育不良，可能缺乏蛋白质－能量、锌等。

150. 肝癌病人营养不足的原因有哪些？

答：糖类、脂类、蛋白质、维生素、无机盐、水和纤维素是人体生命所需的七大营养物质。恶性肿瘤组织比正常组织代谢旺盛，如肿瘤组织的核酸、蛋白质、糖类及酶等物质代谢旺盛，为癌细胞本身的增长提供了必需的物质基础。研究显示，部分肿瘤病因与膳食营养有关，膳食结构不合理、脂肪摄入过高、微量营养素不足、食品污染等因素可能诱发肿瘤。肿瘤本身的代谢旺盛，加之疼痛、食欲下降、吞咽困难、消化不良、恶心呕吐、腹胀、肠梗阻、胸腔积液、腹水、水肿、腹泻、便秘、黄疸、劳累等因素均会导致病人营养不足。因此，积极控制病灶，及时治疗所出现的症状，是肝癌病人预防营养不足的方法之一。

151. 怎么评估肝癌病人的营养状况？

答：通过营养评定，可以判定机体的营养状况，确定营养不良的类型和程度，评估营养不良所致的危险性，并监测营养支持的疗效。常用的评定指标有体重、肱三头肌皮肤褶皱厚度、上臂肌围、握力测定、内脏白蛋白测定、淋巴细胞计数、氮平衡测定、肌酐/身高指数等。

(1)膳食情况。根据病人的膳食摄入量、膳食结构及饮食习惯等进行判断。

(2)测量指标。①体重。如果1周内体重减轻1%~2%、1个月内体重减轻5%、3个月内体重减轻7.5%、6个月内体重减轻10%者，视为中度体重减轻。如果1周内体重减轻>2%、1个月内体重减轻>5%、3个月内体重减轻>7.5%、6个月内体重减轻>10%者，则为重度体重减轻。②体重指数(BMI)。正常人的BMI为18.5~23.9kg/m^2。如果<18.5kg/m^2，则说明体重低。BMI=体重(kg)/身高(m)^2。③皮褶厚度。通过测量身体某部分的皮褶厚度评价营养状况。④围度。通过测量胸围、上臂围、上臂肌围、腰臀围等指标观察蛋白质消耗情况。⑤握力。通过检测手的握力情况，观察病人上肢肌力情况，间接体现机体营养状况的情况。

(3)实验室检查。实验室指标主要是检查机体的蛋白情况。包括抽血检查血浆蛋白(包括白蛋白、前白蛋白、转铁蛋白、纤维结合蛋白、视黄醇结合蛋白等)；氮平衡；肌酐-身高指数；3-甲基组氨酸以及免疫指标(常采用总淋巴细胞计数)等。

(4)体格检查。WHO专家委员会建议从病人的头发、面色、眼、唇、舌、齿、龈、皮肤、指甲、水肿、心血管系统、消化系统、神经系统几方面进行监测与检查。

(5)其他。其他还包括病人的发病情况与治疗方法，以及饮食生活方面的不良习惯。

152. 肝癌病人如何加强营养?

答:肝癌病人的饮食一般会根据营养治疗五阶梯原则来进行。

(1)合理饮食。要使体重维持在正常水平,就要保持平衡膳食,故要求病人选择性地摄入蛋白质、碳水化合物、维生素、矿物质及微量元素等。

(2)饮食易消化。肝癌病人多有食欲减退、恶心、腹胀等消化不良症状,故应进食易消化食物,如面条、燕麦、小米粥、低糖鲜果汁等。

(3)增加蛋白质。肝癌病人应多吃富含优质蛋白质的食物,如瘦肉、蛋类、豆类、奶类等,以提高蛋白含量,防止低蛋白血症。

(4)控制脂肪。高脂肪饮食会影响和加重病情,而低脂肪饮食可以减轻肝癌病人恶心、呕吐、腹胀等症状。肝癌病人应根据自身实际情况进食易于消化吸收的脂肪、甜食,如蜂蜜、蜂王浆、植物油等。

(5)补充维生素。维生素 A、维生素 C、维生素 E、维生素 K 等都有一定的抗肿瘤作用,因此肝癌病人应多吃胡萝卜、菜花、黄花菜、白菜、无花果、红枣、萝卜、芦笋、苹果、乌梅、猕猴桃等富含维生素的食物。

(6)术后进补。手术后,肝癌病人多因伤及气血而致全身乏力、四肢酸软、纳差、自汗等,故此时应以益气养血类食物为主。可选择食用鲫鱼汤、乌鸡汤、人参茶、桂圆、银耳等,除增加营养外,亦可常用西洋参以补气滋阴,增强免疫力。

(7)合理忌口。肝癌病人多有消化不良症状,故食物切勿过凉、过热、过油腻，忌食坚硬及燥热伤阴之品。

153. 肝癌病人需要"忌口"吗?

答：肝癌病人肯定需要"忌口"。

中医学认为各种食物有寒热之异，气味有厚薄之殊，必须因人因病而有所选择。因此，肝癌病人应注意"忌口"。

(1)切忌短期内大量食用高蛋白质食物，尤其是肝功能较差者，以防血氨浓度急剧上升，造成肝昏迷。

(2)不吃过于刺激的食物，如辛辣酸麻等刺激性食物，避免口味过重及口味偏好，以免刺激胃肠道，加重肝脏负担。

(3)不可暴饮暴食，不吃发霉变质或不干净、不新鲜的食物，以免加重胃肠道负担，引发感染，诱发并发症。

(4)禁食羊肉、狗肉等，忌烟酒及油腻、烟熏、火烤、油炸、甜腻等食物及贝壳类等海产品，防止"上火"，保持肠道通畅，避免便秘。

(5)有黄疸者禁高脂和油腻食物。

(6)有腹水、水肿者限制盐的摄入。

(7)并发食管、胃底静脉曲张时，以及手术后，忌粗糙、坚硬、过烫、难以消化的食物，严格控制粗纤维的摄入量。慎食芒刺较多的鱼类(如草鱼、鲤鱼、鲫鱼)和其他带刺食品，以防刺伤曲张的静脉，造成消化道出血。

(8)凝血功能低下，或有出血倾向者，注意活血化瘀类食物及药物。

(9)忌食"发物"。所谓"发物"，是指容易诱发某些疾病(尤其是旧病宿疾)或加重已发疾病的食物。主要包括：

水产品(带鱼、鲤鱼、鳝鱼、蛤蜊、螃蟹、虾和海参等)、畜肉类(羊肉、狗肉、驴肉、马肉等)，以及蔬菜(韭菜、芹菜、香菜和茴香等)。肝癌病人体质虚弱，尤其是手术及放化疗后，需忌食"发物"。

154. 肝癌病人能喝茶、咖啡、红酒吗?

答：肝癌病人可以适量地喝茶与咖啡，但是不能喝红酒。

茶叶中所含的某些成分能抗肿瘤、抗氧化，如绿原酸对于肝癌病人是有益的，能减缓病程进展。但不推荐饮用浓茶，这可能会因直接刺激胃黏膜而诱发某些疾病。咖啡中含有较多的咖啡因，可刺激神经引起兴奋，从而加重焦虑等不良情绪及失眠等病症。肝癌病人不建议饮用红酒，肝癌多伴有肝功能异常、肝硬化，饮用红酒后可能会加重肝功能损害，甚则诱发消化道出血及肝性脑病，危及生命。

155. 肝癌病人放化疗后吃什么?

答：大部分病人经放化疗后会产生不同程度的不良反应，消化道反应是最为常见的不良反应。因此，饮食上以减少胃部刺激为原则，清淡少油盐、易消化、少食多餐，宜进食高蛋白、高热量、高维生素的流质或半流质食物，少食多餐。饮食要多样化，保证营养均衡。

放化疗易损伤津液，常出现口干口苦等咽喉不适症状，此时适宜应用滋润生津、健脾开胃的食品，如山药、扁豆、荸荠、梨、冬瓜、葡萄、茭白、甜橙、鸡蛋、鹌鹑蛋等。寒凉水果可以温热后适量食用。术后及放化疗后体质较弱，此时适宜应用益气健脾、养血解毒食品，如鱼汤、猪肝、鸡蛋、冬瓜、红枣、薏苡仁、山药、萝卜、莲藕、橘子、西红柿、黄豆芽等。对于严重呕吐不能进食的病人，则要注意营养不足的情况，需要补充葡萄糖与蛋白质。对于可能出现的白细胞减少与骨髓抑制，可以服用适量的营养素补充剂。切不可"大补"，并禁油腻生冷之物以及不新鲜的食物，避免肠道感染与加重肝脏负担。

156. 肝癌病人的服药与进餐有关吗？

答：肝癌病人的有些药物服用时与进餐有关。

（1）饭前服药。有些药物需在进餐前 30～60 分钟服用。目的是使药物较快进入肠道，有利于肠道吸收。（2）饭后服药。有些药物需在进餐后 30 分钟左右服用，以减少药物对胃肠道的刺激，有利于药物的吸收和利用。（3）饭时服药。有些药物需在进餐过程中服用，服完后继续用餐。目的是借助食物中的油类促进药物吸收。某些药物服药期间禁用影响胃液 pH 的药物。而高脂饮食可增加药物的吸收，有可能会加重药物不良反应。（4）空腹服药。有些药物需在餐前 1～2 小时或餐后 2 小时左右服用，目的是避免食物的干扰，让药物迅速地进入小肠以发挥药效。

157. 肝癌病人可以服用保健品吗？

答：肝癌病人可以服用保健品。

肝癌病人同其他癌症病人一样，治疗之外想通过保健品来加强营养，提高抗病能力。保健品是可以服用的，但是需要根据保健品的药物成分、作用及病人体质来使用。目前，市场上的保健品繁多，而推销人员对抗癌保健品的作用说得言过其实。因此，病人应多咨询营养师及肿瘤专科医师，不可盲目购买保健品。要在专科医师与营养师的指导下，谨慎选用合适的保健品如人参、西洋参、冬虫夏草、燕窝、阿胶等"补品"，需要根据病人的体质与病情使用，不可滥用。

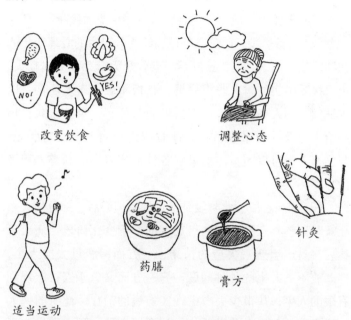

改变饮食　　　　　　　　调整心态

药膳　　　　针灸

膏方

适当运动

158. 肝癌确诊后，病人会发生怎样的心理变化?

答：肝癌病人一经确诊，随着病情的进展，除了面临躯体症状外，还面临情绪、心理等问题。肝癌病人的心理反应非常复杂，并随着病情的变化而变化。作为家属需要了解病人的心理状态，给予病人精神支持，这有利于病人的治疗及提高病人的生存质量。

（1）疑虑阶段。此阶段是从出现与肝癌有关或相似症状以后，直至被确诊为肝癌的心理变化阶段。在肝癌未作出最后确诊之前，病人出现焦虑，对诊断表现出不安、猜疑、震惊，确诊后又持怀疑态度，反复求医检查，期望找到否定诊断的可能，逃避现实。此时家属应安抚其不安情绪，切不可在病人面前表现出紧张、悲伤等消极情绪，尽量不要当面谈论病情，也不要过度地给予鼓励和同情，以免给其带来心理压力。应积极配合医师，尽快明确诊断。

（2）惊恐阶段。此阶段是被确诊为肝癌后的心理变化的初期阶段。当病人明确诊断后，会惊恐万分，如大祸临头，难以接受事实。病人悲声痛哭，茶饭不思，逢人便询，以求证实。病人恐惧治疗，害怕疾病与死亡，牵挂家人，担心给家庭及社会带来负担。此时应给予病人关心与照顾，帮助病人面对现实，详细了解各种治疗方案的利弊，积极治疗。

（3）悲观阶段。此阶段是经过惊恐担心后，部分病人未能及时调整心态而产生消极悲观的心理变化阶段。病人确诊后，易产生悲观失望的情绪，一方面留恋过去的人生，惦念放不下人生的种种问题。另一方面又急于安排、规划有限的人生，却很少去考虑现实疾病的治疗。此时的病人心绪不安，心里十分矛盾，失望多于期待，死亡安排多于生还打算。事事失去兴趣，终日闷闷不乐，病人不能规划出明确的未来目标，最终导致病人放弃治疗，甚至想结束生命。此时，家属应多给予长期陪伴与关爱，防止其"做傻事"。

（4）认可阶段。此阶段病人承认自己生病的事实，并愿意接受治疗，并在经过一段时期的诊治后，逐渐适应了目前所处的现状，接受了自己是"癌症病人"的角色。由于对生活和工作有了一番安排，病人心情反而表现为平静，并对各种治疗寄予很大期望。此时，家属应多给予支持与鼓励，树立战胜病魔的信心。

（5）幻想阶段。此阶段是病人治疗开始后的一个心理变化时期。病人接受了治疗，希望或认为自己的病情能得到彻底治愈。心情随着病情的变化而变化，疗效好时心情好，疗效不好时，则情绪低落，但并不放弃治疗，继续积极寻找有效的治疗方法，甚至不科学地幻想，希望能得到偏方、秘方或神灵的救助，让癌症得以治愈。此时，家属应理智冷静地思考肝癌的治疗手段及治疗效果，不可过于盲目相信偏方、秘方。

（6）绝望阶段或回归阶段。此阶段是病人经过一系列的治疗后的一个心理变化时期。一些病人经过长期的多种方法的治疗后，效果并不明显，加之体力消耗、经济负担、身心痛苦等原因，病人逐渐对治疗失去信心，心情抑郁，感到悲观、绝望、无助，甚至放弃治疗，严重者有自杀心理倾向。此时，家属应密切观察病人的心理变化，及时给予开导，要心胸开朗豁达，坚强乐观，坚守治疗的决心。并带其寻求心理医师的治疗。

（7）回归阶段。大多数病人在经过治疗效果时起时落后，最终心理归于平静，此即回归阶段。这些病人承认现实，接受结果，不再焦虑、恐惧、失望、幻想、悲伤、绝望，更多的是冷静面对痛苦与死亡，并能进行自我安慰，淡然处之。有些病人甚至主动鼓励亲人，与亲人一起面对现实，勇往直前。

159. 肝癌病人可以运用中医情志疗法进行康复吗?

答：肝癌病人可以运用中医情志疗法进行康复。

"谈癌色变"，面对癌症，正常人都会有恐惧、紧张、抑郁、焦虑等不良心理反应，更何况癌症病人。所以无论是患肿瘤还是未患肿瘤，应保持开朗豁达的心态，及时进行心理疏导，给予心理关爱，使其振作精神，增强抗癌信心，如此可达到防治肝癌的目的。

(1)静坐法：嘱病人静坐、呼吸，在吸气时握紧双拳，呼气时缓慢放松，通过呼气和吸气的过程感受紧张和放松的心态，病人需集中注意力进行呼吸、放松心情，从而调节自身情绪。训练时间为每天午睡后，每次约20分钟。

(2)移情法：适当运用语言对病人进行心理暗示，告知其肝癌相关内容，解除病人的内心顾虑，树立病人战胜疾病的信心。在教育的基础上，嘱病人采用听音乐、听戏曲、看电视等方式转移注意力，从而降低病人对躯体症状的关注。

(3)共情法：了解病人的兴趣爱好，与其交流感兴趣的话题，安排与相同疾病的病人进行联谊或相关活动。通过活动，促使病人之间互相安慰，并安排疗效好的病友进行经验交流，树立榜样，增强信心，消除心理阴霾。

(4)情志相胜法：在中医学理论的指导下，有意识地运用多种情志制约法缓解病人的不良情志。尽量满足病人的合理需求，避免激怒病人，防止过悲过喜，过怒过思。在病人郁闷、恼怒之时对其动之以情，让其合理宣泄不良情绪。

(5)释疑畅情法：与病人分析发病的原因和高危因素，向病人讲解所采取的治疗相关知识，避免病人对疾病及治疗手段的未知而产生恐慌心理，建立正确的疾病认知观，要认识到疾病的危害和治疗的效果。

160. 肝癌病人可以采用音乐疗法吗?

答:肝癌病人可以运用音乐疗法。

音乐疗法是应用音乐声波形式,通过听觉调节大脑功能而达到减轻症状的心理治疗方法。优美悦耳的音乐能提高大脑皮质的兴奋性,有助于消除紧张、焦虑、抑郁、恐怖等不良心理状态,从而改善情绪,激发情感,振奋精神,转移注意力,提高睡眠质量与生活质量。音乐干预能缓解手术前的情绪,促进肝癌病人术后心率和血压稳定,促进血液循环,增强胃肠蠕动和消化腺体分泌,加强新陈代谢及提高免疫抗病能力。并能有效缓解病人术后疼痛,减少病人卧床、留置胃管及导尿管的时间,还可改善腹痛、恶心、呕吐等症状,促进病情康复,从而达到治疗的目的。

161. 肝癌病人如何"听音乐"?

答:歌曲的选择需要根据肝癌病人的喜好而定。应以活泼、轻松、舒展悠扬、宛转流畅的民歌、轻音乐、古典音乐及抒情歌为主,音乐曲调不可过于激昂或悲伤。推荐中央音乐学院录制的音乐减压放松系列(草原冥想、小溪吟诵、高山悟语、大海遐想)。肝脾气血两虚者,宜用羽调水性及徵调火性音乐,歌曲有《月光奏鸣曲》《船歌》《梁祝》《二泉映月》《汉宫秋月》等。肝郁气滞者,可选用轻快流畅的徵调火性音乐以疏肝解郁,歌曲有《紫竹调》《狂欢》《卡门序曲》《步步高》等。或者运用宫调式音乐治疗,歌曲有《良宵》《花好月圆》《光明行》《红旗颂》等。其他如《春之声圆舞曲》《蓝色多瑙河》《春江花月夜》《胡笳十八拍》等歌曲,亦有疏肝理气、解郁除怒、保肝养阳的功效，能增强肝脏功能，疏畅气血，愉悦身心。在进行音乐播放前，要营造安静、舒适、安全的环境，让病人轻闭双眼，放松身心。应多首歌曲轮流听，音量适度，最好控制在 60 分贝以下，每日 1 次，每次 30～60 分钟。

162. 肝癌病人可以学习工作吗？

答：肝癌病人可以学习工作。

肝癌病人能否学习、工作，需根据病人的身体状况来确定。在肝癌病情处于稳定的情况下，可以进行学习与工作。适当的学习与工作有利于病情康复，但必须严格控制其强度，不可过度劳累，尤其不能久坐、久站，甚至熬夜。同时应注意劳逸结合，放下疾病与工作学习这些沉重的思想包袱，多适当进行户外活动，回归大自然。对于处于学习工作中的肝癌病人，应定期随访复查。

163. 肝癌病人可以结婚生育吗？

答：肝癌病人可以结婚与生育。

肝癌病人的婚姻、生育问题，需根据病人的具体情况慎重对待。对于大多数尚未结婚的肝癌病人来说，应该集中精力治病。肝癌经治疗后，观察 5～10 年，确无肝癌复发和转移迹象，并在双方自愿的基础上可以考虑结婚。由于肝癌存在家族聚集性，且放化疗可引起遗传基因突变，可能会对胎儿造成不良影响。加之妊娠期间身体能量消耗大，内分泌与免疫系统产生变化，可能会促进肿瘤发展。因此，从优生优育的角度考虑，建议肝癌病人尽量不要生育。

164. 肝癌病人可以进行夫妻生活吗?

答: 肝癌病人可以进行夫妻生活。

早期肝癌病人, 或经治疗后病情稳定的病人, 以及康复期的病人, 如果体力和精神状态较好, 夫妻之间有性的需求, 可以进行正常的性生活。但是晚期病人, 或者病情较重, 机体虚弱, 体力不佳的病人, 则需禁止性生活。适当的性生活不仅对身体无害, 还可振奋精神, 重新鼓起生活的勇气与战胜疾病的信心, 从而提高病人的生活质量, 延长生存期, 对肝癌的治疗与康复能起到积极的促进作用。配偶应正确理解性生活的内涵, 使病人舒心适意, 使紧张恐惧等不良情绪在乐趣中得到释放, 达到缓解病情的目的。

165. 肝癌病人如何进行夫妻生活?

答: 肝癌病人进行性生活的时候要有所控制。一方面, 选择合适的姿势, 动作不可过于激烈, 尽可能地不要压迫腹部, 减少负重; 其次, 时间不宜过长, 不可熬夜, 避免过度的体力消耗, 以性生活后不感到腰酸、头昏、疲劳为宜; 再者, 需控制好情绪, 不可过于激动, 防止因无法完成性生活过程而抑郁、烦躁、焦虑等不良情绪。对于乙型肝炎或者丙型肝炎的肝癌病人, 进行性生活时需采取避孕套进行隔离, 以免肝炎病毒通过性生活传染给配偶。不愿或不能生育的肝癌病人, 则需做好避孕措施。

166. 肝癌病人可以做针刺、艾灸吗?

答: 肝癌病人可以做针刺、艾灸。

针灸是中医外治法, 具有"简、便、效、廉"等特点,

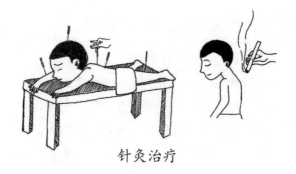

针灸治疗

是中医药防治疾病的主要方法之一，可用作肝癌的辅助治疗。其通过刺激人体经络、穴位、皮肤、肌肉等部位促进气血运行，疏通经络，调整人体阴阳与脏腑功能，扶正祛邪，补偏除弊，达到防病治病的目的。针刺艾灸疗法包括体针、头针、电针、耳针、腕踝针、隔物灸、直接灸、脐灸、耳穴压豆、穴位贴敷等方法。肝癌病人可以通过针刺、艾灸疗法减轻肝癌治疗过程中所产生的毒副作用，缓解疼痛、腹水、呃逆、乏力、恶心呕吐、失眠等症状。现代医学研究证实，针灸治疗肝癌可降低 AFP 水平，提高免疫功能，增强抗癌作用，抑制癌细胞生长。并能减轻肝癌病人的症状，还能缓解放化疗等治疗方法带来的毒副作用，具有增效减毒的作用，适用于各种肝癌病人。

167. 针灸治疗肝癌可选用哪些穴位?

答：临床应根据病人的具体病情选用针刺穴位贴敷。

（1）主穴。取足厥阴肝经、足少阳胆经穴为主，如肝俞、期门、日月、胆俞、阳陵泉、支沟、太冲等穴。

（2）辨证配穴。①肝热血瘀证加膈俞、血海、三阴交、行间、侠溪等穴。②肝胆湿热证取穴胆俞、阳陵泉等穴。

③肝盛脾虚证加脾俞、足三里等穴。④肝肾阴亏证加肾俞、太溪等穴。

(3)随症配穴。①口苦配丘墟、大陵等穴。②呕恶加中脘、内关等穴。③癌性疼痛,可选针灸全息、肝炎点、足三里、阳陵泉、期门、章门、三阴交等穴。④腹胀便溏加天枢、关元等穴。⑤黄疸加至阳、阴陵泉等穴。⑥神疲畏寒加关元、命门等穴。⑦腹水加神阙穴、水分等穴。⑧肝昏迷、神昏谵语加中冲、少冲水分等穴。⑨呕恶、纳差、腹胀、神疲、乏力,可选中脘、内关、足三里、神阙、水分等穴。⑩肝区疼痛可选日月、期门、肝俞等穴。⑪增强机体免疫力,可选神阙、气海、关元、大椎、膈俞、胃俞、肾俞等穴。⑫减轻化疗后骨髓抑制,改善病人造血功能,可选大椎、中脘、关元、肝俞、膈俞、脾俞、胃俞、肾俞等穴。⑬口腔咽喉不良反应,可选照海、少商、列缺、廉泉等穴。

168. 肝癌的针灸疗法有哪些?

答:针灸治疗肝癌,临床需辨证识症准确,根据针灸的治疗禁忌,避免肿瘤、血管等要害,且一定要通过专业针灸医师治疗。

(1)处方 1

穴位:足三里、肝炎点、阳陵泉、期门、三阴交。

方法:缓慢进针,每隔 5~10 分钟行针 1 次;亦可长期留针。每日 1~2 次。

适应证:肝癌疼痛较甚者。

(2)处方 2

穴位:足三里、内关。肝郁脾虚者,加太冲、脾俞;

气滞血瘀者，加膻中、膈俞；夹湿热者，加阴陵泉；兼阴虚者，加气海、太溪。

方法：主穴每次必取，配穴依证每次选 1～2 穴，按辨证之虚实行补法泻手法，施以手法后加电针，用疏密波刺激 20～30 分钟，每日 1 次，直至呃逆消失。

适应证：肝癌呃逆。若病人顽固性持续呃逆，加耳穴；肝、脾、神门、胃，每次选 1～2 穴，双侧埋压白芥子，每天按压 4 次，呃逆时按压。

（3）处方 3

穴位：曲池、下巨虚。

方法：用维生素 K_3 穴位注射，每穴 1ml。注意避免伤及血管。

适应证：肝癌上消化道出血者。

（4）处方 4

穴位：主穴：截根。配穴：太冲、涌泉、足三里、肝俞、胆俞。

方法：毫针刺，得气后提插捻转，中等强度，留针 15～45 分钟，隔日 1 次。其中截根穴向脚心横刺约 3～4 寸。

适应证：原发性肝癌。

（5）处方 5

穴位：期门、蠡沟、三阴交、痞根。伴腹水者，加针刺人中，艾灸水分；昏迷者，加针刺人中、中冲；伴呃逆、恶心呕吐者，加针刺太冲、内庭。

方法：早期以针刺为主，晚期以艾灸为主；针刺施以平补平泻法，得气后提插捻转，留针 15～20 分钟；疼痛者，留针 20～30 分钟。隔日 1 次。若疼痛或发热，每日可针刺或艾灸 1～2 次。

适应证：各期肝癌。

(6)处方 6

穴位：章门、期门、肝俞、痞根、内关、公孙。肝区疼痛者，选夹脊、外关、足三里、膈俞、肝俞、耳穴(肝区)；呃逆者，选内关、膈俞、耳穴(膈区)；上消化道出血者，选尺泽、内关、膈俞、列缺、曲泽、合谷；肝昏迷者，选少商、涌泉、人中、十宣、太溪、内关、耳穴(神门、内分泌、肾区)；腹水者，选气海、三阴交、水道、阴陵泉。

方法：针刺得气后提插捻转，留针 15～20 分钟，隔日1 次。

适应证：肝癌。

(7)处方 7

穴位：针刺主穴：百会、双侧胃区(头部皮针)、内关、三阴交。配穴：肝俞、肾俞、命门、阿是穴。

方法：针刺穴位，得气后将针轮流捻转 3 次后即退针。每日或隔日 1 次。

适应证：晚期原发性肝癌。

(8)处方 8

穴位：合谷、三阴交、阿是穴(痛点上缘)。体内脏腑组织剧痛，则取该脏腑所属经络的原穴，原发性肝癌取足厥阴肝经的原穴(太冲)。

方法：用 0.5%普鲁卡因 8～10ml 进行穴位注射。

适应证：原发性肝癌疼痛者。注射前必须做普鲁卡因皮试，皮试阳性者禁用。注射时病人若发生晕针现象，则令卧床，用食指切掐病人的人中和涌泉穴；体虚之人，注射时应取卧位以避免晕针。注射阿是穴,必须取癌块上缘或外周,禁忌刺入癌瘤,以免引起癌细胞扩散。

169. 肝癌病人可以做穴位贴敷吗?

答:肝癌病人可以做穴位贴敷。

穴位贴敷疗法,是以中医经络学为理论依据,把药物研成细末,以糊状、膏剂、丸剂、饼剂方式,直接贴敷穴位、患处(阿是穴),用来治疗疾病的一种无创痛的穴位疗法。该疗法可作为肝癌病人的辅助治疗方式,临床上多根据肝癌病人疼痛、呕吐等症状选择合适的方药进行穴位贴敷。其可使药性直达病所,借助中药功效,能起到补虚泻实、调和脏腑阴阳气血的作用,因而能有效缓解肝癌病人所出现的各种症状。

170. 肝癌病人如何穴位贴敷?

答:穴位贴敷疗法主要针对肝癌病人出现的症状与体征进行治疗,如疼痛、呕吐、便秘等。一定要通过专业针灸医师进行治疗。

(1)疼痛。①将白芍、甘草、黄芪、延胡索打粉,加陈醋 50ml 左右调成糊状,选取肝俞、脾俞、期门、章门、足三里穴。②将虎杖、姜黄、川芎、乳香混合打粉,按 1:1 用石蜡油调成糊状,选取右侧日月与期门、神阙穴。③将干蟾皮、全蝎、川乌、草乌、鼠妇、乳香、没药、白芥子、延胡索、三棱、莪术打粉,加适量白醋调糊状,选取神阙、阿是穴。④将醋延胡索、醋五灵脂、乳香、没药打粉,用消肿止痛贴专用药液调成糊状分摊到消肿止痛贴上,选取患侧期门、章门和肝俞穴。⑤应用芬太尼贴剂贴双侧足三里穴。⑥将大黄打粉，加白醋调糊状，选取中都、章门、期门、肝俞、中脘、阿是穴等。

（2）恶心、呕吐。①将姜末贴敷神阙穴。②将吴茱萸打粉，加适量姜汁调糊状，选取双侧足三里、合谷、内关穴。③将大黄打粉，加适量白醋调匀，选取双侧足三里、中脘穴。

（3）焦虑抑郁等不良情绪。将红花、姜黄、肉桂、赤芍、紫草、香附、猪肝（烙干）各等量打粉，用蜂蜜、15%乙醇按2∶1比例调制成糊状，以肝区间章门穴为主穴，配以日月、肝俞、期门穴。

（4）便秘。将大黄打粉，加蜂蜜调匀，再贴敷于神阙穴。

（5）腹水。①将黄芪、细辛、川椒目、桂枝、龙葵、苦参、青皮研成细末，均分为若干小份，以布包好，用时将药包入锅，隔水蒸25分钟，取出待温度降至38℃左右，将药包热敷。选取脾俞、双侧足三里、双侧涌泉、左侧太冲。②将牵牛子、细辛、桃仁、大腹皮、桂枝、甘草研成细末，用清水调匀，贴于神阙穴。

171. 肝癌病人可以做推拿按摩吗？

答：肝癌病人可以做推拿按摩。

推拿又叫按摩，是一种非药物的自然疗法、物理疗法，通常是指医者运用自己的双手作用于病人的体表、不适部位、特定腧穴、疼痛之处，运用推、拿、按、摩、揉、捏、点、拍等手法和力道，达到治疗疾病的目的。推拿按摩可作为肝癌病人的辅助治疗方式。其能激发和推动人体经气运行，疏通经络，调节气血，调理脏腑功能，使人体内部产生发散、补泻、宣通、平衡等作用，从而提高人体免疫力，增强抗病能力，通过扶正祛邪治疗肝癌。实施推拿按摩时要避免肝区等重要部位。肝癌骨转移及病情危重的病人禁止推拿按摩。

172. 肝癌病人如何推拿按摩？

答：临床要根据病人的病情及体质实施合适的推拿按摩方法，且一定要请专业针灸按摩医师进行治疗。

（1）呃逆：按揉内关、翳风、膈俞、合谷、下巨虚、天突等穴。

（2）腹胀：按揉天枢、中脘、章门、气海、下巨虚等穴。

（3）疼痛：按揉合谷、太冲、丘墟、百会、阳陵泉、内关、外关等穴。

（4）焦虑抑郁、失眠：按揉合谷、太冲、日月、期门、肝俞、胆俞、阳陵泉、百会、神门等穴。

（5）术后尿潴留：按揉关元、中极、膀胱俞、气海等穴。

（6）术后恶心呕吐：按揉太冲、内关、足三里等穴。

（7）术后腰背痛、下肢麻木及排尿困难：按揉百会、天柱、大椎、命门、腰阳关、委中等穴。

173. 肝癌病人可以做运动吗？

答：肝癌病人可以适当进行运动。

生命在于运动。运动可以强身健体、陶冶情操、培养意志。长期运动可使肝癌的患病风险降低。运动通过诱导抑癌基因的表达，降低血清性激素、炎性因子或增加抗炎因子水平，延缓甚至阻止抗氧化剂的丢失、改善自然杀伤细胞的数量或功能，从而影响肝癌的发生发展。作为一种有效的辅助治疗手段，运动疗法可减慢肿瘤的生长速度，缓解肝癌病人的不良心理情绪、减轻肝癌治疗过程中的不良反应，提高肝癌病人的生活质量，延长生存期。有研究显示，运动干预用于肝癌导管化疗栓塞术术后病人的效果确切，可影响机体的生理、心理和精神状态，改善肺功能，提高心排血量，有效缓解癌因性疲乏程度，并能明显提高病人的生活质量，改善预后。

174. 肝癌病人如何运动？

答：运动是肝癌治疗和康复的重要环节，肝癌病人可以适当进行运动锻炼。

（1）早期阶段。此期病人应适当进行运动锻炼，以缓解疲劳与心理压力，增强体质，增加代谢，提高免疫力。运动应以有氧运动为主，如步行、快走、慢跑、游泳、骑自行车等，美国运动医学会推荐的中等强度有氧运动处方为：每周 5 天，每次 30 分钟，每天约 5500～8000 步活动量。（2）中、晚期阶段。此期肝癌病人身体状态较差，出现消瘦、贫血等全身症状，甚至出现危重症状，需谨慎运动。在医师允许的情况下，可做低强度或以下的运动，如慢走及简单的家务活动等。（3）手术后。对于手术后的肝癌病人，若因长期卧床，身体处于废用状态，出现关节僵直，肌肉萎缩等。在此情况下，可让病人循序渐进地在床上进行适合自己体力和耐力的运动，以肌肉力量锻炼为主。当病情好转并能下床活动时，则可加大活动量，如强度稍大的保健操锻炼（有氧操、五禽戏、太极拳、八段锦等）。肝癌病人除了常规运动方式外，还可进行一些与抗癌相关的专业体操，如慈丹抗癌健身法、癌症康复体操等。

此外，肝癌病人的运动需结合病情，因人而异，遵循"安全第一，循序渐进，量力而行"的原则。注意运动强度、运动时间，不宜过度，以第二天不疲乏为原则。如果运动中或运动后感觉浑身乏力或不适，或出现头晕、心悸、恶心、呕吐、酸胀、疼痛等症状，则需要减少运动量，甚则马上停止运动。如果症状没有减轻，应及时就医。另外，尽量选择群体运动，可与更多的人交流沟通，得到安慰关心，这样有利于心理重塑与疾病治疗。

175. 肝癌病人可以练气功吗？

答：肝癌病人可以练气功。

气功疗法是一种强调自我调节、自我控制的整体疗法。通过修炼，能增强精气神，调和气血，疏通经络，协调脏腑，人体的气血阴阳调和，则痰湿瘀毒等病理邪气无处可生，癌毒不能为害，从而达到治癌防癌的目的。现代医学研究显示，气功具有提高免疫功能，抑制肿瘤的作用。气功是一种绿色无毒副作用的辅助疗法，适用于各种肝癌病人。病情较轻者，可选择静功与动功相结合；病情较重者，可选择坐式或卧式功法，以调心、调息为主。

176. 肝癌病人如何练气功？

答：气功只是一种运动方式，不可作为治疗手段。临床应在专业人士的指导下根据自身情况选择适合自己的气功方法，不可私自练功。气功修炼的时候要注意气功的方式、强度、时间、耐受力等因素，且需要家人陪伴。而对于刚完成手术、放化疗反应严重、脏器衰竭、体质虚弱等病人则不宜练功。

(1)郭林新气功。郭林新气功源自郭林的《新气功防治癌症法》。本功法的特点是内(气息)外(肢体)皆动,内(精神)外(形体)又静,意气合一,松静为主。适宜于肝癌等多种癌症。

(2)空劲气功。空劲气功是黄仁忠先生在桑尚善的内劲功和阙阿水的内劲一指禅功法的基础上整理、改变而成。此功法的最大特点是用扳动手指的方法来调和气血,平衡阴阳,且无须意守,不必静入。适宜于肝癌等多种癌症。

(3)六字诀。《圣济总录》对六字诀的作用及操作注意事项等论述较详。其特点是以默念呬、吹、嘘、呵、呼、嘻六字字音进行呼吸练习,用以调整内脏功能和通经活络。肝癌病人可选择嘘、呼、嘻三种方式进行锻炼。

(4)鹤翔桩功。鹤翔桩功是赵金香根据中医养生学真气运行原理,结合长寿鸟鹤的生活习惯和动作特点编排而成。本功具有动静相兼,调养相依,动作简练,易学易练,疗效显著等特点,其功法分为动功和静功两种。适宜于肝癌

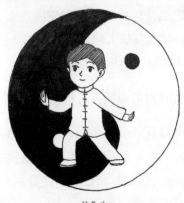

练气功

等多种癌症。

(5)癌症康复功。癌症康复功是由钟会墀根据临床经验所创。适宜于肝癌术后病人。

(6)周天功。周天功包括小周天功和大周天功，该法的特点是根据天人相应的观点，要求真元内气在体内按经络路线，循环周转，注重意念诱导和气息调整及意气相合。适宜于肝癌等癌症手术后及放化疗后。

(7)四线放松功。四线放松功源于放松功，是气功的基本功法，其特点是以松为主，松弛机体，排除杂念，疏畅气血，和润脏腑，疏通经络。适宜于肝癌疼痛。

(8)其他。其他适宜于肝癌的功法还有强肾法、疏泄功、疏肝脾法、三焦抗癌法、消炎止痛法、调神功等。

177. 家属照顾对肝癌病人的康复有促进作用吗？

答：家属的细心照顾对肝癌病人的康复有促进作用。

肝癌中不应只着眼于疾病治疗，还应从饮食、心理、护理、日常生活以及病情观察等方面悉心照顾病人，还应根据病人身体及心理发生的变化，积极探索病人的心理与身体规律，采取最佳的护理措施来照顾病人。如果护理得当，照顾细致，可提高病人的生活治疗，延长其生存周期，从而有利于疾病的治疗与康复。

178. 家属如何对肝癌病人进行家庭护理？

答：家属可以从饮食、生活、心理、社会环境、医疗条件、身体部位护理等方面对肝癌病人进行护理。

(1)饮食护理。低盐低脂饮食，注意摄入易消化饮食，食物中须有一定的主食、蔬菜、水果。对合并肝硬化有肝功能损害的病人，应在专科医师指导下，合理摄入蛋白。门静脉高压者选择细软、温凉、无刺激性的流质或半流质饮食。尽量做到少食多餐，避免对肝脏造成负担。

（2）生活护理。保持居住环境舒适、清洁，房间经常通风，保持空气清新，让病人多休息，保持心情愉悦和睡眠充足，避免精神压力过大；不能熬夜、抽烟、喝酒，可以去户外活动，多呼吸新鲜空气；进行运动锻炼。

（3）心理护理。家属应放松心情，调整心态，以一颗平常的心去对待病人，多与病人沟通交流，了解其思想动态，采用疏导、鼓励、教育、解释、安慰、保护等语言与动作帮助病人战胜疾病。主动带领病人适当进行娱体活动，尽量满足其合理的需求。密切观察病人的言行举止，防止其出现自残自杀等恶劣行为。

（4）社会环境护理。鼓励有条件的病人参加癌症中心、癌症康复中心、癌症病人交流中心、抗癌俱乐部等社会组织，加强癌症病人之间的交流沟通，鼓励康复期病人进行适当的工作与学习，使其及早融入社会、回归社会。

（5）口腔护理。生活能自理的病人，每餐后注意刷牙，吃零食后要注意用清水漱牙，尤其是食用甜食后。不能自理的病人，家属协助其用沾有清水或生理盐水的棉签，按照平时刷牙顺序将牙齿、口腔清理干净。棉签蘸水不要太多，以免引起呛咳。有假牙的病人则需取下假牙，用清水洗净假牙，漱口后带上。

（6）预防褥疮。①促使病人活动或移动。不能移动的病人，协助其翻身；稍能活动的病人，鼓励在床上活动，或在家属帮助下进行肢体锻炼。②指导病人正确的翻身方法，勿拖动，以免摩擦使皮肤破损。③久卧或久坐时，应在骨突处放置小垫，以防局部受压，可用纱布垫架空脚跟。④每天用50%红花酒精按摩骨突处，预防褥疮的发生。⑤保护皮肤清洁。每天用温水拭净皮肤，及时更换被排泄物和汗液弄脏的衣服。皮肤干燥者可用滋润霜涂擦。必要时可用水垫或气垫床。⑥对于患有褥疮的病人，可在医护人员的指导下使用红花乙醇等药物；有水泡者用无菌针筒抽吸水泡内液体，消毒针眼处并用无菌纱布覆盖；有伤口者及时换药；严密观察伤口愈合情况。

179. 肝癌病人使用过的物品需要消毒？

答：肝癌病人使用过的物品是否需要消毒，需根据具体情况而定。

(1)病人的被褥和衣服，经常进行暴晒，因为阳光中的紫外线有消毒灭菌作用。(2)如果合并有肝炎，不能与其共用碗筷。对于肝炎病人使用过的碗筷，有条件的家庭可在清洗后放置消毒柜中进行消毒。如果没有消毒柜，则将病人的碗筷放入清水中煮沸 10~20 分钟，也可达到消毒的目的。肝炎中除甲肝外其余多是经血液传染，因此家属不必太惊慌失措，也不要因此疏远病人。(3)病人的大小便等普通排泄物，可与正常人的一起处理。若有特殊排泄物，如呕吐物、呕血、便血时，一定要加入含氯消毒剂浸泡半小时后再倒入下水道。(4)病人平时使用的书报、日用品等则无须消毒。

180. 什么是肝癌的三级预防？

答：肝癌的预防分为三个级别。

(1)一级预防，即"病因预防"，指的是消除和减少可能导致肝癌的致病因素。我国提出的"改水、防霉、防肝炎"的七字方针，是肝癌一级预防的最好概括。主要预防措施包括：预防肝炎、防止食用霉变食物、注意饮水卫生、避免亚硝胺(如腌制的食物)及水藻毒素(蓝绿藻)的摄入、适当补充营养素(维生素与硒)、戒烟戒酒等。

(2)二级预防，即早期发现、早期诊断、早期治疗，又称之为"三早预防"。及早发现，及早到医院明确诊断，及早接受治疗，这是防治肝癌最为关键的措施。

(3)三级预防，即"临床综合治疗"，指的是采取综合应用手术切除、介入、放化疗、中医药疗法等治疗手段进行个体化治疗。通过采取有效治疗措施，防止肝癌肝内扩散和肝外转移，提高病人生存质量和延长存活时间。

181. 肝炎病人如何早筛早查?

答：肝炎病人一定要在专科医师指导下，正确应用抗病毒药物，抑制病毒复制，减轻肝损伤，减缓肝硬化进程，降低肝癌的发生概率。并坚持定期复查，最好每3个月复查1次，最长不超过6个月，检查项目主要包括肝功能、AFP及肝脏B超等。这是肝炎病人早期发现肝癌的最有效方法，只有做到"早期发现、早期诊断、早期治疗"，才能有效预防肝癌。

182. 肝癌危险人群如何预防肝癌?

答：肝癌高发人群一定要重视肝癌的预防。

预防措施主要有：(1)进行乙肝疫苗接种。(2)积极治疗病毒性肝炎(乙肝、丙肝)、酒精性肝炎、脂肪肝等肝脏疾病。(3)维持正常体重，防止肥胖与高血糖。(4)杜绝霉变食物。(5)不酗酒吸烟。(6)改善水质，禁止饮用被污染的水。(7)保持良好的饮食生活方式，避免熬夜与过度劳累。

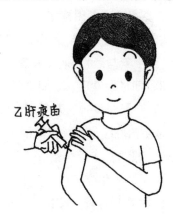

预防乙肝

183. 肝癌可以从环境上进行预防吗？

答：肝癌可以从环境上进行预防。

近几年来，大家都感觉到身边的亲人、朋友得癌症的越来越多。这是由于我们每天的生活与工作中，没有注意环境中的某些有害物质对人体的伤害，比如油烟、雾霾、污染的水与食物、各种电离辐射等。如果长期处于这种环境中，就有可能罹患肝癌。因此，要避免恶劣环境，尽量不要过度接触有害物质，如果必须接触，可借助使用口罩以及防护服等工具。必要时进行适当隔离；经常对被污染的环境进行消毒，多通风；改造水质，以自来水、深井水代替沟塘水；不滥用农药、杀虫剂；远离电离辐射，避免暴晒；远离乙肝、丙肝病毒，防治病毒感染；洁身自好，避免性传播、血液传播病毒。

184. 肝癌可以从生活习惯上预防吗?

答：肝癌可以从生活习惯上进行预防。

生活习惯、行为习惯与肝癌的发生有很大关系。良好的心态是疾病的"抗体"，保持良好的心理状态，学会自我掌控情绪。在烦躁、郁闷、情绪低落时，可到室外散步或参加力所能及的娱乐活动，也可观看有趣的电视节目，上网看看新闻、趣事等，将不良的情绪指向外界。其次在身体情况允许时，可参加力所能及的工作、劳动或体能锻炼，但应避免疲劳和精神过度紧张。另外，应避免熬夜、避免烟酒等不良习惯。

185. 肝癌可以从饮食习惯上预防吗?

答：肝癌可以从饮食习惯上进行预防。

不良饮食习惯是引起肝癌的重要因素之一，因此要改善不良饮食习惯。首先要注意合理饮食，戒烟禁酒，饮食多样化，增加膳食纤维摄入量，多吃新鲜食物，多吃蔬菜水果，减少高脂肪的摄入，不吃或少吃腌制、烧烤食物及加工处理的食品。其次，注意饮食卫生，不吃不干净、发霉变质、有害有毒的食物。同时经常食用蘑菇、鸡蛋、大蒜等含硒食物，适量补充硒元素，对预防肝癌是大有益处的。

第七章

肝癌的复发转移

186. 肝癌病人能被治愈吗?

答:肝癌能否治愈不能一概而论。

对于分期较早、肿瘤数≤4 个的肝癌病人,经根治术治疗后,部分病人能达到临床治愈。有研究显示,小肝癌术后病人 2 年复发率达 35.4% ~ 45.3%。但对于分期相对较晚,存在远处转移的肝癌病人,则无法达到治愈,但通过规范化治疗,能有效缩小肿瘤,延长病人生命周期,提高生活质量。

187. 肝癌扩散转移后有哪些表现?

答:肝癌扩散转移的症状与转移部位有关。

(1)肝内播散:表现为黄疸、食欲不振、厌油等消化道症状。(2)肺部转移:出现胸闷、气促、咳嗽、咯血等呼吸道症状。(3)骨骼转移:出现局部疼痛、病理性骨折等。(4)脑转移:表现为头痛、头晕、恶心、呕吐、失明等。(5)胸膜转移:出现血性胸腔积液。(6)血管内癌栓:常见门静脉癌栓和下腔静脉癌栓。癌栓脱落可引起肺栓塞等严重并发症,甚至猝死。门脉癌栓引起肝功能损害和门脉高压;下腔静脉癌栓引起下腔静脉阻塞综合征,表现为下肢水肿和腹水。(7)淋巴结转移:肿大的淋巴结可引起梗阻性黄疸、腰背部疼痛;体表相应部位触及肿大淋巴结。

188. 肝癌治疗后一定会复发吗?

答:并非所有的肝癌病人治疗后都会复发。

造成肝癌复发的原因有很多,主要为以下几种:(1)与肝癌本身特征密切相关。肝癌的本身特征指的是肿瘤大小、肿瘤数目、门静脉癌栓、肝硬化程度、肿瘤分化程度、肿瘤包膜以及癌基因等。如果肝癌病人出现肿瘤较大,或数目较多,或门静脉有癌栓,或血管侵犯,或肝硬化严重,或肝炎病毒复制活跃等情况,则容易复发。(2)与肝癌手术中及手术后情况有关。(3)其他原因。如不良环境及生活饮食习惯等。

189. 肝癌复发了怎么办?

答:肝癌病人复发后的临床表现各有不同,如右上腹的疼痛、腹胀、恶心呕吐、黄疸、腹水、乏力、消瘦等。

对于肝癌复发病人的治疗,首先是对肝内可能残余的癌细胞进行杀灭,可采用肝动脉化疗栓塞术、化疗、放疗、手术再切除、免疫治疗、靶向治疗等方法。对于可切除的复发性肝癌,可以选择再次手术切除治疗。复发的小肝癌,可以进行射频消融与手术切除,二者预后无明显差异,但前者的并发症低。其次是改善肝功能。使用护肝药物,修复与保护肝脏,可降低肝细胞再次癌变的发生率。另外,肝癌病人全程配合中医药治疗,是预防其复发的好办法。最后,病人要树立治疗信心,调整心态,不焦虑,不恐慌,选择适合自身的合治疗方案。

190. 肝癌治疗后一定会扩散转移吗?

答:肝癌病人治疗后可能会扩散转移。

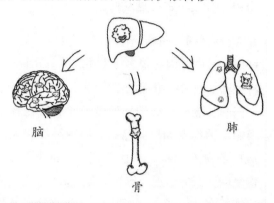

脑　　　　　　　　　　　　　　肺

骨

　　造成肝癌扩散转移的原因较为复杂,主要包括病人年龄,肿瘤的数量、大小、生长方式,肿瘤分期,血管癌栓,及机体免疫力等。转移扩散的途径主要包括:血道途径(门静脉途径和肝静脉途径)、淋巴道途径、胆道途径以及其他途径(邻近器官直接侵犯和种植性转移)。其中最常见的肝内转移是侵犯门静脉及其分支,形成癌栓;肝外转移主要通过血行播散,最常见的转移器官是肺,其次是骨骼、肾上腺、脑等部位。淋巴结转移,最容易发生的部位是肝门淋巴结,也可转移至腹主动脉旁淋巴结、胰周淋巴结、体表淋巴结等部位。

191. 肝癌扩散转移了怎么办?

　　答:对于发生扩散转移的肝癌,如果病人自身条件符合再次手术切除的标准,可选择手术处理复发的肿瘤。但实际上复发后的肝脏肿瘤往往数量颇多,再次手术切除的面积较大,且难以切除干净,所以病人可选择其他方式治疗。比如：化疗、放疗、免疫治疗、靶向治疗、动脉灌注化疗、转移灶手术切除以及中医药治疗等。根据实际转移情况采用不同的治疗方法。

192. 转移性肝癌可以进行肝动脉化疗栓塞术吗？

答：转移性肝癌不建议进行肝动脉化疗栓塞术。

肝脏有两套血供系统，即肝动脉和门脉系统。肝动脉化疗栓塞术适用于主要血供来自肝动脉系统的肿瘤。原发性肝癌 TACE 治疗的疗效较好，但大部分肿瘤肝转移的血供来自门静脉，故不推荐采用肝动脉化疗栓塞术治疗。但是有小部分肝转移类似肝癌，主要由肝动脉供血，如类癌，则可以采用肝动脉化疗栓塞术治疗。

193. 肝癌的复发、转移可以预防吗？

答：肝癌的复发、转移是可以预防的。

预防方法有以下几种：（1）定期复查相关检查指标。术后 AFP > 100ng/ml 往往提示肝癌存在复发转移，故需复查，病定期复查腹部超声、增强 CT、磁共振等。（2）辅助治疗手段。可以通过辅助治疗来降低复发转移的风险。如应用抗病毒治疗来抑制复发；对于有复发高危因素的病人，术后辅助肝动脉化疗栓塞术可减少复发；辅助性放疗、化疗、免疫治疗、靶向治疗等手段，可避免复发。（3）配合中医药疗法。中医药疗法提倡"祛邪"与"扶正"，"祛邪"是去除致病因素，达到抗肿瘤的作用，为"治标"。"扶正"是改善致癌的内环境，改善机体免疫功能，为"治本"。中医药疗法标本兼治，既能提高机体免疫力，又能有效地抑制肿瘤生长，缓解症状，保护肝功能，还能抗肝癌复发转移，可提高病人的生活质量，延长生存时间。(4)其他。调节心理状况，保持愉悦、积极、乐观的生活态度，避免抑郁、暴怒、恐惧等不良情绪，建立战胜疾病的信心。还要形成良好的生活习惯与规律的饮食习惯，避免长期暴露于恶劣环境，这都是预防肝癌复发转移的有效方法。

194. 肝癌病人如何评价疗效?

答：肝癌常用的疗效评价标准是 RECIST 标准。该标准的基本原则是采用单径测量法来测量肿瘤的最大径或最大径之和，并由此来判断疗效。其分为完全缓解（CR）、部分缓解（PR）、稳定（SD）和疾病进展（PD）4 个等级。(1)完全缓解：全部病灶消失，无新病灶出现，肿瘤标志物正常，并至少维持 4 周；(2)部分缓解：肿瘤最长径之和缩小≥30% 以上，并至少维持 4 周；(3)稳定：肿瘤最长径之和缩小但未达到 PR，或增大未达 PD；(4)疾病进展：最大径增大≥20%，或出现新病灶。

但是多项研究证实，RECIST 标准低估了靶向治疗的疗效，无法判断肿瘤代谢改变。因此，2008 年 AASLD 提出了"存活肿瘤"的概念：即动态 CT 或 MRI 时动脉期显示造影剂摄取的病灶。RE－CIST 修订建议：以存活肿瘤作为评估对象以排除坏死肿瘤的干扰。鉴于肝癌治疗的终极目标是控制肿瘤、延长生命和维持良好的生活质量。由此得出，总的生存获益才是肿瘤治疗的最终评价标准。但是在一些临床研究的过程中也可以使用一些中间替代指标以进行阶段性评估。如疾病至进展时间(TTP)：治疗开始至出现影像学进展之间的时间间隔；无疾病进展生存(PFS)：治疗开始至出现影像学进展或者死亡的时间间隔。

195. 哪些因素影响肝癌病人的生存情况?

答:肝癌病人手术后 5 年、3 年、1 年的生存率分别为:38.8%、68.5%、83.5%。肝癌病人扩散转移后的平均生存期为 3～6 个月,5 年生存率为 10.1%。

影响肝癌病人生存情况的因素包括以下几方面:(1)身体素质与疾病进展情况。中晚期肝癌病人的生存时间与个体差异有很大关系。对于只能接受姑息保守治疗的中晚期肝癌病人,相对来说生存时间短。如果病人自身身体素质较好,抗病能力强,病情进展的速度相应慢些,其生存时间则延长,反之亦然。(2)治疗方法。根据自身病情及早、正确地选择合适的治病人通常伴有诸多并发症,病情较重,故容易复发、生存期短;而肝功能较好者,则并发症少,疾病易康复,生存期长。(3)心理状态。良好的心态和生存欲望对疾病的疗效具有促进作用。正确地看待肝癌,积极乐观地配合治疗,能延长病人生命周期。

196. 肝癌病人的预后与哪些因素有关?

答:肝癌病人的预后会受到多种因素的影响,如癌症分期、治疗方法、机体免疫功能、肝功能状况、病理组织分化程度、病人体质及术后并发症等。

(1)治疗是否及时、准确。肝癌病人的生存预后主要取决于及时、有效的治疗。手术治疗、肝移植及局部介入治疗及系统治疗是目前公认的较为有效的治疗方法。采用联合或序贯方案治疗有较好的疗效。而单用抗癌药物疗效较差。(2)机体的免疫功能。免疫功能正常,则预后较好。肝癌病人保持心情舒畅,适当运动,劳逸结合,均衡营养等,可以增强机体免疫、提高机体抗病能力，有利于肝癌的治疗和康复。(3)病情因素。肝癌的准确分期对于治疗方式的选择和预后判断有重要价值。早期肝癌、小肝癌预后较好。据报道，单发肿瘤 <2 cm 的 I 期病人 5 年生存率为 71.5%，而介于 2～5 cm 者为 42.8%。此外，肝癌的分化程度低，恶性程度高，则容易发生转移现象，预后亦差。

197. 肝癌病人出院后要进行定期复查和随访吗?

答：肝癌病人出院后必须进行定期复查和随访。

肝癌是一种恶性程度较高的肿瘤，其发生和发展常呈现多阶段性，因此治疗也需要多个疗程。即使肝癌病人能得到早期发现、早期治疗，但是随着病情的发展，部分病人治疗后有复发与转移的可能。而且这种复发或转移的小病灶并不会引起病人的不适症状。因此，肝癌病人需要复查和随访，尤其是根治性切除术后、肝移植术后、完全消融术后、根治性放疗后、系统治疗完全缓解后的病人，需要接受密切观察和随访。一旦发现复发，可根据肿瘤复发的特征，选择再次手术切除、局部消融、TACE、放疗及系统治疗等方法，以延长病人生存期。复发与转移的癌灶发现得越早，病灶越小，治疗也越简单，而且效果也越好。

198. 肝癌病人如何进行复查?

答：复查、随访时间与方案应由医师根据病人的实际情况(如治疗方式、残留或复发的可能性)制定。

(1)血清 AFP 等肿瘤标志：2 年之内每 3～6 个月检测一次，以后每 6～12 个月检测一次。(2)肝、肾功能：每 3～6 个月检测一次。(3)肝炎病毒携带者：需定期访视肝病专科医师以制订抗病毒方案，每 3~6 个月一次。(4)影像学：腹部彩超及腹部和盆腔 CT 或 MRI，以评估肝脏病灶；胸部 CT 视病情而定。2 年之内，每 3~6 个月一次；2 年之后，每 6~12 个月一次。(5)其他：胸部 X 线，肝脏超声造影。可进行肿瘤负荷评分评估。具有某些特定基因表达异常的病人，可以考虑适当增加检查频率。

199. 肝癌手术切除后会复发吗?

答：肝癌手术切除后有可能会复发。

据相关医学报道，手术切除仍然是治疗原发性肝癌的主要手段。但即便实施了根治性切除，仍然有超过 70% 的病人术后 5 年内复发。影响肝癌术后复发的原因有术中肿瘤组织切除或消融不完全、癌细胞脱落、术中出血量与输血量、术后的治疗方式、肝炎活动情况等。因此，围手术期及手术后，抗病毒治疗对于提高肝炎相关性肝癌切除术后病人的存活率有着重要作用。可使用保肝药物、增强免疫力药物、靶向药物以及必要时的术后预防性介入、抗肿瘤中药等。此外，一定要密切随访。2 年内每 2~3 个月进行 B 超、CT 或 MRI 以及肝功能、肿瘤标记物(AFP、CEA、CA19-9 等)、乙肝病毒 DNA 检查。需要注意肝癌术后复发可能不仅限于肝内，必要时检查胸部 CT 或 PET-CT 能够检出肝外转移病灶。

200. 肝癌手术后如何监测复发?

答：肝癌切除术后需监测复发：建议 2 年内定期监测早期复发，采取术后第 1 个月时复查，之后每 2~3 个月复查一次；2 年后定期监测晚期复发，不超过 6 个月复查一次。监测方法为：一般采用 B 超＋血清肿瘤标志(AFP)和血清异常凝血酶原复合物Ⅱ(PIKVA – Ⅱ)。若 B 超发现疑似病灶或血清AFP 和/或 PIKVA – Ⅱ有升高，则进一步行肝脏增强 CT 或增强 MRI 检查。同时，酌情检查肺部 CT 平扫、骨骼 ECT 扫描、头颅 MRI 或 CT 检查或者全身 PET – CT 扫描，以排除肝外转移的可能。

附　录

附录一　肝癌的相关检查指标及评价指标

一、实验室检查指标

检查项目	检查指标	正常数值	临床意义
肝功能	谷草转氨酶（AST）	10~40U/L	1. 肝脏疾病：见于病毒性肝炎、肝硬化、胆汁淤积、酒精性肝病、药物性肝炎、脂肪肝、肝癌等。 2. 其他疾病：如骨骼肌疾病、心肌梗死、肺梗死、肾梗死、胰腺炎、休克及传染性单核细胞增多症等。
	谷丙转氨酶（ALT）	10~40U/L	
	总蛋白（STP）	成人60~80g/L	1. 肝脏疾病：见于肝损害、慢性肝炎、肝硬化、肝癌等。常出现白蛋白减少、球蛋白增加、A/G比值减低甚至倒置。 2. 肝外因素： ①低蛋白血症（蛋白降低）：见于肾病综合征、大面积烧伤、急性大失血、恶性肿瘤、甲状腺功能亢进症、重症结核等，可引起水肿、胸腹腔积液。 ②高蛋白血症（蛋白升高）：见于肝硬化、恶性淋巴瘤、慢性炎症、自身免疫性疾病、浆细胞病等。
	白蛋白（A）	成人40~55g/L（60岁以上34~48g/L）	
	球蛋白（G）	成人20~30g/L A/G比值1.5~2.5∶1	

原发性肝癌中西医防治与康复管理

检查项目	检查指标	正常数值	临床意义
肝功能	总胆红素（STB）	成人 3.4 ~ 17.1μmol/L	1. 判定黄疸及程度：成人 17.1 ~ 34.2μmol/L 为隐性黄疸；34.2 ~ 171μmol/L 为轻度黄疸；171 ~ 342μmol/L 为中度黄疸；>342μmol/L 为高度黄疸。 2. 鉴别黄疸的类型：①STB、CB 增高：见于溶血性黄疸，如溶血性贫血、新生儿黄疸等。②STB、CB、UCB 均增高：见于肝细胞性黄疸，如急性黄疸型肝炎、慢性肝炎、肝硬化等。③STB、CB 增高：见于阻塞性黄疸，如胆石症、肝癌、胰头癌等。
	直接胆红素（CB）	成人 0 ~ 6.8μmol/L	
	间接胆红素（IBIL）	成人 1.7 ~ 10.2μmol/L	
肝癌标志物	甲胎蛋白（AFP）	男性和未怀孕女性 0 ~ 40ng/ml	1. 生理性：嗜酒。 2. 病理性：见于肝癌、肝硬化或肝炎等肝病；睾丸癌、卵巢癌、胃癌、胰腺癌等其他疾病。
	癌胚抗原（CEA）	吸烟者 <5μg/L 非吸烟者 <3μg/L	1. 生理性：大量吸烟。 2. 病理性：见于恶性肿瘤（结肠癌、肺癌、胰腺癌、乳腺癌或卵巢癌等，或癌症治疗后复发）；肝胆疾病（肝硬化、肝炎、胆囊炎、胆管阻塞等疾病）；消化道疾病（炎性肠病、消化性溃疡等疾病）；呼吸系统疾病（慢性阻塞性肺疾病等）。
	糖基抗原 19 ~ 9（CA19 ~9）	≤37U/ml（化学发光免疫分析法）≤27U/ml（电化学发光免疫分析法）	1. 生理性：仅 CA19 ~ 9 指标数值高，通常无明显临床意义，需结合其他症状或检查判读。 2. 病理性：见于消化道疾病（结直肠癌、胰腺癌、胆囊炎、肝炎、肝硬化等）；肺部疾病（肺癌、肺炎、胸膜炎等）；肾脏疾病；癌症治疗后复发。

续表

检查项目	检查指标	正常数值	临床意义
肝癌标志物	糖基抗50（CA50）	<2.0万U/L	1. 生理性：仅CA50指标数值高，通常无明显临床意义，需结合其他症状或检查判读。 2. 病理性：见于消化道肿瘤；妇科肿瘤；其他良性疾病（胰腺炎、胆管病、慢性肝炎、肝硬化）等。
乙肝（HBV）	乙肝表面抗原（HBsAg）	定性：阴性 定量：升高	HBsAg阳性见于乙肝潜伏期和急性期、慢性迁延性肝炎、慢性活动性肝炎、肝硬化、肝癌、慢性HBsAg携带者等。
	乙肝表面抗体（HBsAb）	定性：阴性 定量：升高	HBsAb阳性见于既往感染HBV但现已恢复，且对HBV具有一定免疫力。出现单项HBsAb阳性，为乙肝疫苗接种后。
	乙肝e抗原（HBeAg）	定性：阴性 定量：升高	HBeAg阳性常见于HBsAg阳性者。 HBeAg持续阳性的乙肝病人易转为慢性肝炎。
	乙肝e抗体（HBeAb）	定性：阴性 定量：升高	HBeAb是在HBeAg消失后，机体产生的一种非保护性抗体，HBeAb转阳表示病毒复制处于静止状态，但不代表病毒复制停止或无传染性。
	乙肝核心抗体（HBcAb）	定性：阴性 定量：升高	高滴度提示HBV正在感染和复制；低滴度表明既往感染。
	乙肝大三阳	HBsAg、HBeAg、抗-HBc三项为阳性，表示病毒复制活跃，传染性较强。病人处于急、慢性感染期。	
	乙肝小三阳	HBsAg、HBeAb、抗-HBc三项为阳性，表示病毒复制，传染性较弱。病人处于感染的恢复期或为慢性抗原携带者。	

续表

检查项目	检查指标	正常数值	临床意义
乙肝（HBV）	乙肝病毒的脱氧核糖核酸（HBV – DNA）	HBV – DNA 定量异常，提示 HBV 复制和有传染性。HBV – DNA 越高表示病毒复制越厉害，传染性强。	
丙肝（HCV）	丙肝病毒抗体（HCV – Ab）	抗 HCV – Ab 阳性，表示存在 HCV 感染。	
	丙肝病毒的核糖核酸（HCV – RNA）	HCV – RNA 定量升高，表示存在 HCV 感染。	

二、TNM 分期标准

TNM 分期系统适用于肝细胞癌与纤维板层型肝癌，不适用于肝内胆管细胞癌、混合肝细胞 – 肝内胆管细胞癌、肉瘤等。TNM 分期系统主要评价肿瘤与淋巴结的变化情况，不能衡量肝功能情况及病人体力状态的程度。

分期	N0	N1	M1
T1a	ⅠA	ⅣA	ⅣB
T1b	ⅠB	ⅣA	ⅣB
T2	Ⅱ	ⅣA	ⅣB
T3	ⅢA	ⅣA	ⅣB
T4	ⅢB	ⅣA	ⅣB

三、巴塞罗那分期标准

巴塞罗那分期（Barcelona Clinic Liver Cancer，BCLC）是一种肝癌临床分期系统，是目前唯一符合所有标准的分期系统，包括肿瘤负担、肝功能和病人体力状态的评估，有助于评估病人的患病情况，提供准确治疗方案和预测病人预后。

期别	PS ECOG 评分	肿瘤状态		功能状态
		肿瘤数目	肿瘤大小	
0 期：极早期	0 ~ 1	单个	<2cm	Child – Pugh A
A 期：早期	0 ~ 1	单个	任何	Child – Pugh A – B
		3 个以内	<3cm	Child – Pugh A – B
B 期：中期	0 ~ 1	多结节肿瘤	任何	Child – Pugh A – B
C 期：进展期	0 ~ 2	门脉侵犯或 N、M1	任何	Child – Pugh A – B
D 期：终末期	3 ~ 4	任何	任何	Child – Pugh C

四、肝功能 Child – Pugh 分级标准

Child – Pugh 分级标准是一种临床上常用的对肝硬化病人的肝脏储备功能进行量化评估的分级标准。根据腹水、血清胆红素、人血白蛋白浓度及凝血酶原时间的不同状态分为三个层次，分别计以 1 分，2 分和 3 分，并将积分进行相加，最低分为 5 分，最高分为 15 分，根据总和将肝脏储备功能分为 A、B、C 三级，表示三种不同严重程度的肝脏损害。分数越高，肝脏储备功能越差。按积分法，5 ~ 6 分为 A 级，7 ~ 9 分为 B 级，10 ~ 15 分为 C 级。A 级手术危险度小，预后最好，1 ~ 2 年存活率 100% ~ 85%；B 级手术危险度中等，1 ~ 2 年存活率 80% ~ 60%；C 级手术危险度较大，预后最差，1 ~ 2 年存活率 45% ~ 35%。

临床生化指标	1 分	2 分	3 分
肝性脑病(级)	无	1 ~ 2	3 ~ 4
腹水	无	轻度	中、重度
总胆红素(μmol/L)	<34	34 ~ 51	>51

续表

临床生化指标	1 分	2 分	3 分
白蛋白(g/L)	>35	28～35	<28
凝血酶原时间延长(s)	<4	4～6	>6

五、体力评价指标

1. KPS 评分

KPS 评分，即 Karnofsky（卡氏，KPS，百分法）功能状态评分标准，用来评价肿瘤病人的功能状态。得分越高，健康状况越好，越能忍受治疗给身体带来的毒副作用，因而也就有可能接受彻底的治疗。一般评分为 80 分以上为非依赖级，即生活自理级；50～70 分为半依赖级，即生活半自理；50 分以下为依赖级，即生活需要别人帮助。大于 80 分者术后状态较好，存活期较长。得分越低，健康状况越差，若低于 60 分，则表示许多有效的抗肿瘤治疗方法则无法实施。

评分	体力状况
100	正常，无症状和体征
90	能进行正常活动，有轻微症状和体征
80	勉强进行正常活动，有一些症状或体征
70	生活能自理，但不能维持正常生活和工作
60	生活能大部分自理，但偶尔需要别人帮助
50	常需要人照料
40	生活不能自理，需要特别照顾和帮助
30	生活严重不能自理
20	病重，需要住院和积极的支持治疗
10	重危，临近死亡
0	死亡

2. ZPS 评分标准/PS 评分标准

ZPS 评分，即 Zubrod - ECOG - WHO(ZPS，5 分法)评分，用来评价肿瘤病人的体力状况。行为能力评分，KPS 评分一般要求大于 70，ZPS 评分一般要求小于 2，才考虑化疗等治疗措施。

级别	体力状态
0	活动能力完全正常，与起病前活动能力无任何差异
1	能自由走动及从事轻体力活动，包括一般家务或办公室工作，但不能从事较重的体力活动
2	能自由走动及生活自理，但已丧失工作能力，日间不少于一半时间可以起床活动
3	生活仅能部分自理，日间一半以上时间卧床或坐轮椅
4	卧床不起，生活不能自理
5	死亡

附录二　抗肝癌小故事

永不轻言放弃，勇于战胜癌魔
——记一位肝癌病人的八年抗癌历程

近年来，癌症发病率和病死率不断增长，人们谈癌色变，引起了一片恐慌。如果说以现代医疗技术去定义广义的癌症的话，肝癌排第二，少有病症敢排第一。肝癌是我国常见的恶性肿瘤，其临床表现比较复杂，肝癌在早期、中期难以发现，一旦出现症状多半是晚期。很多病人一经确诊，就产生一些消极的想法，如"这是晚期了，活不过半年了"。很多人认为肝癌晚期没有治疗的必要了，甚至干脆放弃治疗，这肯定是不正确的。殊不知，对于晚期病人，如果选择合适的治疗方法，通过有效治疗，病人依然可以像正常人一样生活，甚至实现长期带瘤生存。临床上5年生存期的肝癌病人并不少见。

无论中医还是西医，积极治疗是必不可少的，但是除治疗外，康复管理也发挥着重要作用，尤其是心理调节。因此，医护人员和家属一定要耐心开导，普及肝癌知识，加强病人心理疏导，给予更多的关爱与陪伴。俗话说："强大的精神就是力量"，一个坚强、乐观、豁达、开朗的心态是战胜一切的法宝。因此，向肝癌病人讲述其他病友与肝癌这一病魔做斗争的故事，能帮助病人树立战胜癌魔的坚定信心，这无疑是一种很好的心理辅助治疗方式！下面就来分享一位病人运用中西医结合抗肝癌的八年诊治历程。

【病情资料】

患者，女，57 岁。于 2014 年 4 月 25 日在当地某医院体检，查 CT（2014 年 4 月 25 日）示：肝右叶第八段内结节状病变性质待定，恶性病变？右肾内小囊肿。考虑恶性肿瘤可能，建议行 MRI 复查，病人为明确诊断及治疗遂于 2014 年 4 月 28 日就诊于湖南省中医药研究院附属医院（以下简称为"我院"）曾普华教授处，随即收住院。病人既往有慢性乙型病毒性肝炎病史、2 型糖尿病病史。入院时主要表现为：偶有右胁肋胀痛，无明显肝区疼痛，稍感乏力，无腹胀腹痛，无恶心呕吐，纳可，寐安，二便调。体查：腹平、软，全腹无压痛及反跳痛，肝脾肋下未扪及，双肾区无叩击痛，移动性浊音（－），液波震颤（－），肠鸣音正常。舌质暗红，苔薄黄，脉弦。血常规示：PLT 82.60 10^9/L ↓，肝功能示：谷草转氨酶 56 U/L ↑、谷丙转氨酶 64 U/L ↑；MRI 示：右肝后叶上段肿块（28.9mm×27.8mm×43.8mm），性质待查，肝细胞性肝癌？肝硬化，脾大；右肾极间区小囊肿；蛋白芯片结果正常。予以中西结合治疗，中医治以疏肝健脾、清热解毒、化瘀软坚为法，方予肝复方加减，并配合口服肝喜片以疏肝健脾、化瘀解毒；西医以抗乙肝病毒、护肝降酶、降糖等对症支持治疗为主。并于 2014 年 4 月 30 日行肝动脉化疗灌注栓塞术，术后继续予肝喜片及肝复方等治疗。

介入治疗后 1 个月复查，病人有手术指征，遂于 2014 年 6 月 6 日于某医院行楔形肝叶切除。术后病检提示：低分化肝细胞性肝癌。术后予以抗感染、护肝、护胃、止血、纠正低蛋白血症、营养支持等西医治疗。但是术后病人出现低血小板血症、低蛋白血症、腹腔积液等术后并发症，继续于我院住院治疗。入院症见：神清，精神差，肝区伤口处疼痛，腹部膨隆，腹胀腹痛，腰背部疼痛，无恶心呕吐，纳差，口中乏味，寐欠佳，小便少，大便可。舌质淡红，苔薄黄，脉弦细。中医辨证为：脾虚湿困证，治以健脾理气、利湿解毒、化瘀软坚为法，方予四君子汤合五皮饮加减，并继续配合口服肝喜片以疏肝健脾、化瘀解毒；继续西医抗病毒、降糖、补蛋白、利尿消腹水等对症支持治疗。病情稳定后出院。

2014 年 8 月 8 日病人因胸闷气促、呼吸困难再次入住我院。查 B 超示：右侧胸腔大量积液，右肝部分术后声像改变，肝实质弥漫性病变，肝硬化，右肝内低回声光团，性质待定。脾门区类似脾实质回声结节，副脾？遂于 2014 年 8 月 8 日行胸腔穿刺置管引流术，术后予四君子汤合五皮饮加减健脾理气、利湿解毒、化瘀软坚，并配合肝喜片治疗；西医继续进行对症支持治疗。病情稳定后出院。

2015 年 4 月 1 日病人复查肝脏 + 肺部 CT 示：右肝下方软组织团块，性质待定，考虑转移性病变可疑。中医治以疏肝健脾、清热解毒、化瘀软坚为法，方予肝复方加减，并配合口服肝喜片疏肝健脾，化瘀解毒；西医对症支持治疗。7 月 4 日病人复查肝脏增强 CT：右肝下方软组织团块较前增大(2.4cm×2.9cm)，考虑转移病变；脾稍大。遂 7 月 6 日于我院普外科行剖腹探查术，术中切除网膜内肿块。术后病检结果示：镜下观察可见癌巢，血窦丰富，坏死明显，癌细胞胞浆丰富，红染，核异形，考虑转移癌(可能来源肝脏)。根据免疫组化结果，并结合临床病史，支持转移的肝细胞性肝癌诊断。术后予中西结合治疗。中医治以疏肝健脾、清热解毒、化瘀软坚为法，方予肝复方加减，并配合口服肝喜片疏肝健脾、化瘀解毒；西医继续对症支持治疗。病情稳定后出院。

2016年2月16日病人复查肝脏增强CT：肝内多发转移瘤（左肝外侧8mm×10mm）。于2月19日行TACE术（奥沙利铂100mg、鸦胆子油乳注射液30ml、雷替曲塞2mg、碘油3ml），术后采用中西结合治疗。中医治以疏肝健脾、清热解毒、化瘀软坚为法，方予肝复方加减，并配合口服肝喜片疏肝健脾、化瘀解毒；西医对症支持治疗。并于3月20日开始口服索拉非尼片进行靶向治疗（400mg/次，2次/日）。5月22日复查CT示：肝内多发转移灶明显吸收减少。8月25日上腹部CT平扫增强三维+胸部平扫示：肝内多发转移灶已基本消失好转。

自此以后，病人一直在我院进行中西医结合治疗。中医治以疏肝健脾、化瘀散结、清热解毒为法，予益肝消积方加减，并配合口服肝喜片疏肝健脾、软坚散结，八宝丹胶囊清热解毒、活血止痛；西医予继续予索拉非尼片靶向治疗及对症支持治疗。2021年11月15日上腹+胸部三维成像+增强示：肝脏术后改变，脾脏增大同前；右肾囊性灶。

【编者体会】

该病人肝癌诊断明确，为肝细胞癌（Ⅲa期），腹腔淋巴结转移、门静脉癌栓形成，诊断时已错过行早期根治性手术治疗的机会。该病人既往有慢性乙型病毒性肝炎、肝硬化失代偿、腹水、脾大、脾功能亢进、血小板减少、冠状动脉性心脏病、不稳定型心绞痛、冠脉造影支架术后、心功能Ⅲ级、高血压3级（极高危组）、2型糖尿病、肾结石、肠息肉等多发基础疾病，因此疾病治疗过程中面临诸多棘手问题，单纯的西医治疗或中医治疗是无法取得治疗效果的，因此采用中西医结合治疗。

自发病至今，病人的诊治过程极其艰难。首先，在有手术指征的情况下病人及时进行肝部分切除术，并行肝动脉化疗灌注栓塞术及靶向药物治疗。术后持续口服中成药肝喜片(我院自制剂，为国医大师潘敏求所创)疏肝健脾、软坚散结以及八宝丹胶囊清热解毒、活血止痛治疗；中药采用肝复方(国医大师潘敏求经验方)疏肝健脾、化瘀解毒，以及四君子汤合五皮饮加减健脾理气、利湿解毒、化瘀软坚，益肝消积方加减疏肝健脾、化瘀散结、清热解毒治疗。并配合抗病毒、降压、降糖、护肝降酶、利尿消水等对症支持治疗药物。

治疗过程中病人及家属坚定信心，从未轻言放弃治疗，积极配合医护人员。最终，医护人员与病人及家属克服困难，突破重围，不仅达到了一定的治疗效果，而且预防了复发、转移，最终收获的是病人较好的生活质量与较长的生存时间。回首这几年的抗癌时光，该患者不禁慨叹："对于我们每个人来说，令人心碎的诊断结果和充满艰辛的治疗过程，足以让一个生命在希望中凋零。我之所以能够幸存下来，离不开规范医学治疗手段，离不开中医药的全程干预，更离不开家人和朋友们的爱的浇灌，这些让我始终没有丧失生活下去的勇气。正是科学、信念和爱的力量，将挣扎在死亡边缘的我拉了回来。前路未知，现在我能做的就是在医师的指导下，走好抗癌路上每一步。"

该患者治疗肝癌进行了"八年抗战"。回顾其抗癌历程，这也是医者与病人共同携手抗癌的历程，是共同与癌魔做斗争的胜利。她的成功经验告诉了所有人：医师和病人始终要坚定信念，要有永不放弃的信心；医患互相信任，才能合作共赢，才能提高病人治疗效果；要进行系统而规范化的治疗，注重多学科协作，及时调整治疗方法，为病人制定最适宜的治疗方案；配合中医药全程干预，发挥中医药的独特优势，对于治疗过程有着重要作用。这一病人虽患恶疾，但是凭着自己及家人那颗坚定不移的信心，为其他病人树立了极好的榜样，值得学习！

（本病案资料来源于湖南省中医药研究院附属医院肿瘤二科）

坚持肝癌斗争近十载 领略大师之神奇魅力
——论一位肝癌病人的"持久战"

原发性肝癌恶性程度高、术后易出现复发转移，5 年生存率低，严重威胁我国人民的生命健康，被称为"癌中之王"。潘敏求教授系国医大师，国内著名中医肿瘤专家、全国老中医药专家学术经验继承工作指导老师。其潜心于中医药防治肿瘤的研究五十余年，勤勉好学，学验俱丰，德艺双馨，备受病人青睐与敬佩。是国内中医药治疗肝癌的先驱学者，其首倡的"瘀、毒、虚"肝癌理论被业界公认并写入教科书，其研发的抗癌新药肝复乐（肝喜片）被纳入肝癌 CSCO 指南推荐，所研制的治疗肝癌的经验方——"肝复方"为肝癌病人带来了曙光与希望。其一生治疗肝癌病人无数，现择其成功治疗的一位肝癌病人病案介绍如下，与病人共勉。

【病情资料】

患者，男，44 岁。病人因右上腹胀痛不适 5 天，于

2008 年 7 月 23 日在湖南省中医药研究院附属医院行 CT 检查发现右肝占位，考虑肝癌可能性大。AFP 5.8μg/L。8 月 4 日行右肝肿块扩大切除术，术后病理提示：肝细胞性肝癌 Ⅱ 级。术后于 8 月 21 日行肝脏介入治疗 1 次，为求巩固治疗于 8 月 24 日求潘老中药治疗。现症见：上腹部、右胁下间有隐痛，乏力，倦怠，食纳、夜寐可，二便调，神疲，面色萎黄，舌红有瘀斑，苔厚，脉弦细。中医诊断：肝积，肝郁脾虚、瘀毒内结证；西医诊断：肝细胞性肝癌。治以健脾疏肝、化瘀解毒为法，予以香砂六君子汤合肝复方加减：黄芪 20g，党参 15g，茯苓 10g，白术 10g，香附 10g，郁金 15g，陈皮 10g，醋鳖甲 10g，土鳖虫 6g，炒麦芽 20g，炒谷芽 20g，重楼 15g，白花蛇舌草 20g，甘草 5g。30 剂，每日 1 剂，水煎服。

之后未随诊用药，直至 2009 年 4 月 12 日二诊：病人上腹隐痛，腹胀，餐后饱胀尤甚。舌红有瘀斑，苔厚，脉弦细。CT 示：肝右叶结节 0.6cm，考虑复发。治宜疏肝健脾，化瘀解毒，予以肝复方加减：黄芪 20g，党参 15g，茯苓 10g，白术 10g，香附 10g，郁金 10g，柴胡 10g，醋鳖甲 15g，土鳖虫 10g，莪术 10g，广藿香 10g，炒麦芽 20g，炒谷芽 20g，白花蛇舌草 20g，重楼 15g，石见穿 20g，甘草 5g。15 剂，每日 1 剂，水煎服。嘱病人坚持服用中药，并定期门诊调整处方。中药治疗直至 2011 年 12 月 23 日。

2011 年 12 月 27 日复查 B 超：右肝内非均质肿块较前增大(2.7cm×1.8cm×1.9cm×1.9cm)。同日肝磁共振示：肝右后叶结节(2.1cm×2.8cm)，考虑肝癌术后复发。遂于 2012 年 1 月 6 日在全麻下行右肝后叶肿块切除术，术后病理结果显示：肝细胞性肝癌 Ⅱ 级。2012 年 1 月 16 日三诊：

术后病人感上痛不适，乏力，餐后饱胀，食纳差。舌淡红，边有瘀斑，苔白，脉弦细。中药以香砂六君子汤合肝复方加减。处方：黄芪30g，党参15g，茯苓10g，白术10g，三七粉5g，法半夏9g，香附10g，郁金15g，陈皮10g，醋鳖甲10g，土鳖虫6g，炒麦芽20g，炒谷芽20g，重楼15g，白花蛇舌草20g，海螵蛸15g，鸡内金15g，甘草5g。30剂，每日1剂，水煎服。

2012年2月20日四诊：病人上腹隐痛缓解，偶有不适，餐后稍饱胀，乏力，食纳差较前改善。舌淡红、边有瘀斑，苔白，脉弦细。B超：右肝内近胆囊区可见一稍强回声区，范围约2.7cm×1.8cm，肝癌术后改变，肝弥漫性病变，右肝内非均质回声区，建议追踪复查。CT提示：肝癌术后改变，右胸腔积液并右下肺压缩性肺部张。上方加大腹皮20g以增强理气之功。30剂，每日1剂，水煎服。后病人继续坚持门诊随诊，并根据具体情况调整处方。

2013年4月27日五诊：病人上腹偶有不适。舌淡红、边有瘀斑，苔白，脉弦细。复查CT提示：肝癌术后改变，右胸腔少量积液。继续以肝复方加减，坚持服用。

2018年1月电话随访，病人仍健在，自发病治疗，生存期近10年。

【编者体会】

肝复方为潘老治疗肝癌的经验方，其由黄芪、党参、白术、茯苓、柴胡、香附、陈皮、醋鳖甲、桃仁、大黄、三七、生牡蛎、土鳖虫、全蝎、重楼、半枝莲等组成。临床研究显示，肝复方能缓解原发性肝癌病人的临床症状，保护肝肾功能，抑制瘤体，延缓病情恶化，提高生存质量，可达到增效减毒、带瘤生存的目的。潘老亦基于瘀毒虚论研制出治疗肝癌的新药肝复乐。肝复乐的基本药物有党参、醋鳖甲、重楼、白术、黄芪、土鳖虫、大黄、桃仁、半枝莲、茯苓、三七、生牡蛎、香附、陈皮、柴胡。本方与肝复方类似，均具有健脾理气、化瘀软坚、清热解毒的功效，对于改善症状，延缓复发转移，疗效颇佳。

此病人手术后采用中西医结合治疗肝癌近十年。潘老始终以肝复方为基础方随症加减治疗。而该病人遵从治疗方案，术后复发后仍始终坚持中医药治疗。在潘老的悉心诊治下，病人病灶稳定达 2 年 7 个月。直至 2012 年 1 月病灶略增大，遂将复发的病灶行肿块切除术，术后病理肝细胞性肝癌Ⅱ级，继续肝复方加减，收到较好疗效，病人存活近 10 年。这足以说明，坚定不移的治疗信心对于肝癌的治疗多么重要，只有坚持治疗，才能成为人生的赢家！

肝癌的诊治过程是一个持久的战争，不仅需要医师制定的治疗方案，病人及家属的心态与思想也是至关重要的。病人及家属要始终保持思想放松，意志坚强，心态平和，精神愉快，只要高筑墙、广积粮，缓解痛苦，提高生活质量，就能预防癌细胞的扩散、转移。这是一场持久战，要在战略上蔑视癌细胞，但是要在战术上重视它，直至战胜它。

（本病案资料来源于湖南省中医药研究院附属医院肿瘤二科）

肝癌病人的制胜法宝——中医药疗法

中医药治疗属于我国传统医学，有着悠久的历史和丰富的医疗内涵，对各类疾病的治疗具有独特的功效，是服务于世界人口最广泛的医学。目前，中医治疗已经成为肝癌病人常见治疗方法之一，其全程参与肝癌的治疗。在诊治肿瘤方面，中医药治疗强调以人为本，治疗过程中重视扶正与祛邪相结合，通过调整机体气血阴阳平衡，能抑制肿瘤的生长，改善症状，缓解手术、放化疗及药物带来的不良反应，从而达到延长生存期，改善生存质量的目的，促进康复，实现长期带瘤生存。临床上有些肝癌病人，心态不如上述患者那般乐观、坚强，加之其他各种原因，导致病人不愿意进行西医治疗。此种情况难道就任其自生自灭而不治疗吗？非也！此时我们还有一个制胜法宝——中医药疗法！下面介绍一位拒绝手术治疗的病人抗肝癌的历程。

【病情资料】

患者，男，64 岁，有慢性乙型病毒性肝炎病史多年。2016 年 11 月因摔伤就诊于某医院，胸腹部增强 CT 示：右肝后叶占位(70mm×66mm)，动脉期强化明显，延迟期强化明显减弱，考虑原发性肝癌可能性大，合并肝硬化、大量腹水，双侧胸腔积液、双肺炎症。AFP：624μg/L，肝功能 Child-pugh 分级 B 级(9 分)，病人拒绝手术治疗，遂于 2016 年 12 月至湖南省中医药研究院附属医院就诊。初诊时症见：肝区胀满不舒，腹胀，胃脘不适，恶心欲吐，口干口苦，纳差，夜寐欠安，小便可，大便干结难解。舌红，苔腻微黄，脉弦。中医辨证：肝郁脾虚，瘀毒内结证，治以疏肝健脾、化瘀解毒，方用国医大师潘敏求的经验方——肝复方加减治疗。方药如下：党参、薏苡仁、白花蛇舌草、羊开口、莪术、重楼、半枝莲、土鳖虫、壁虎、女贞子、黄芪、枸杞子、甘草、白术、茯苓、虎杖、大黄。2016 年 12 月 15 日、2017 年 1 月 25 日、2017 年 3 月 19 日在局麻下行经腹股动脉穿刺肝动脉灌注化疗栓塞术 3 次(奥沙利铂 80mg + 鸦胆子油乳 30ml + 碘油 17ml),手术过程顺利,术后无特殊不适,住院期间予护肝、护胃、抗乙肝病毒、补白蛋白等西医对症治疗,并配合中药肝复方加减治疗。2017 年 5 月 9 日在局麻下行经腹股动脉穿刺肝动脉灌注栓塞术(鸦胆子油乳 30ml + 碘油 20ml),其间继续予肝复方随证加减,并于 2018 年 5 月 16 日开始口服索拉非尼 0.4g(每天 2 次)进行靶向治疗。2017 年 6 月 26 日至 2020 年 7 月共行 7 次肝功能栓塞术(TAE)加强局部治疗。2021 年 1 月因前胸部疼痛,CT 示:胸锁关节转移灶,于 2021 年 1 月 18 ~ 27 日行右侧胸锁关节骨及软组织转移瘤适型调强放射治疗(IM-RT),放疗计划:PGTV 95% 30Gy/3Gy/10f。随后按期行卡瑞利珠单抗免疫治疗及唑来膦酸抗骨转移治疗,并口服肝喜片健脾疏肝、化瘀散结,配合恩替卡韦片抗病毒及护肝降酶治疗。2021 年 12 月复查增强 CT:肝右叶多发占位 TACE 术后改变,大致同前,未见复发及新发病灶。肝功能分级:Child – pugh A 级,PS 评分:1 分,AFP:6.25μg/L。现无明显特殊不适,自诉每日步行 5km 以上,体力状况良好。病人至今已存活 5 年 1 个月余。

【编者体会】

"肝炎 – 肝硬化 – 肝癌"的疾病进程模式被称为"肝癌三部曲",在我国,很多肝癌病人由乙肝病毒感染导致。该例病人患有乙型病毒性肝炎多年,未进行抗病毒治疗,进而相继出现肝硬化、肝癌。病人初诊时 CNLC 分期为 cⅡb 期,Child – pugh B 级,病人及家属考虑手术风险拒绝手术治疗,故来我院就诊。入院后我院肿瘤二科随即组织原发性肝癌 MDT(多学科综合治疗团队)对病人病情进行了全面评估，在肿瘤血管介入科、放疗科、肿瘤内科、外科、影像科专家综合评估下，为病人制定了详细的诊疗方案。建议病人以先行局部肝动脉栓塞化疗（TACE），配合中医辨证汤药治疗，后续予索拉非尼靶向治疗的中西医协作模式为基本治疗思路。我科医师在西医标准治疗的基础上，针对病人证候特点进行遣方用药，以肝复方为基础方随证加减，显著改善了病人症状。并对病人 TACE 术后出现不良反应进行中医辨证施治，一定程度上缓解了病人发热、肝区疼痛、恶心呕吐等不良反应。病人 2021 年 1 月新发右侧胸锁关节转移，考虑索拉非尼耐药，我科医师再次组织 MDT 团队会诊，建议先行转移灶放疗控制复发病灶，并更换全身治疗方案，予卡瑞利珠单抗免疫抗肿瘤治疗。病人一直服用中药 3 年有余，后改以潘教授研制的肝癌专药肝喜片进行中医维持治疗，并予抗病毒、护肝、抗骨转移等对症支持治疗。定期复查增强 CT 未见复发及转移征象，病人目前体力状况良好，已实现带瘤生存 5 年 1 个月余，堪称奇迹。

　　总而言之，对于肝癌病人来说，疾病及其治疗过程会带来无数的痛苦，而医师也面临着病人层出不穷甚至无法预料的问题。对于肝癌来说，没有任何一位医师能保证完全治愈，因此，病人不可盲目相信"完全治愈论"，也不可相信"中医无用论"。应科学、客观地看待肝癌，采用中西医结合治疗方式，以提高病人的生活质量，延长生存期为最终目的，达到"带瘤生存"的目的。病人、家属、医护人员一定要齐心协力，携手共进，为肝癌病人营造一片蔚蓝的天空，让其活出尊严，活出精彩！

　　（本病案资料来源于湖南省中医药研究院附属医院肿瘤二科）

参考文献

1. 秦成勇，韩国庆，孙素玲．肝癌诊疗 200 问 [M]．济南：山东科学技术出版社，1999.

2. 董湘玉．中医心理学 [M]．贵州：贵州科技出版社，2001.

3. 张华强．中华家庭调补大全 [M]．南京：南京大学出版社，2001.

4. 江正辉，黄志强，董家鸿．亚临床肝癌 [M]．北京：军事医学科学出版社，2003.

5. 权启镇，孙自勤，王要军．新肝脏病学 [M]．济南：山东科学技术出版社，2003.

6. 吴沛宏，张福君，吴志荣，等．肝癌微创治疗与多学科综合治疗 [M]．北京：军事医学科学出版社，2003.

7. 李勤．中晚期肝癌防治必读，攻瘤排毒防治肝癌新方法 [M]．北京：中国医药科技出版社，2003.

8. 任正刚．肝癌 [M]．北京：中国医药科技出版社，2009.

9. 胡郁坤，陈志鹏．中医单方全书 [M]．长沙：湖南科技出版社，2009.

10. 郑伟达，郑东海，郑伟鸿．四位一体疗法治疗肿瘤 [M]．北京：中国医药科技出版社，2009.

11. 吴孟超，沈锋．肝癌 [M]．北京：北京大学医学出版社，2010.

12. 杨文忠，杨敏．肝病用药配餐指南 [M]．西安：第四军医大学出版社，2010.

13. 罗明，吴孝雄．中西医结合抗肝癌 [M]．上海：第二军医大学出版社，2012.

14. 石汉平，凌文华，李薇．肿瘤营养学［M］．北京：人民卫生出版社，2012.

15. 邓为．肝病吃什么［M］．北京：中国中医药出版社，2013.

16. 张诗军，朱成全．肿瘤中医生物养生治疗学［M］．广州：广东科技出版社，2013.

17. 安煜致，罗小克，张秉琪．病毒性肝炎防治的若干问题［M］．沈阳：辽宁科学技术出版社，2014.

18. 孙洪福．每天学点中医进补［M］．北京：中国医药科技出版社，2014.

19. 胡治春．肿瘤科常见诊疗问题问答·胡夕春医生查房实录［M］．上海：复旦大学出版社，2015.

20. 刘继洪，谢英彪，甄国粹，等．肿瘤患者药膳妙方［M］．北京：金盾出版社，2015.

21. 金瑞．养肝护肝一本通［M］．北京：北京联合出版公司，2016.

22. 刘华，曾柏荣．古今传世秘方专治一种病系列丛书——肿瘤良方大全［M］．太原：山西科学技术出版社，2016.

23. 吴煜，袁菊花．名医解惑肝癌［M］．北京：中国科学技术出版社，2016.

24. 田文正．肝病自我调养一本通［M］．北京：中国医药科技出版社，2016.

25. 望晖．实用养肝护肝常识［M］．成都：成都时代出版社，2016.

26. 孙丽红．生了癌,怎么吃——何裕民教授饮食抗癌新视点［M］．上海：上海科学技术出版社，2016.

27. 吴大真．战胜癌症，这些细节能救你的命［M］．长沙：湖南科学技术出版社，2017.

28. 上海市医学会，上海市医学会普外科专科分会．名医支招防治普外科疾病［M］．上海：上海科学技术出版社，2017.

29. 陆嘉惠．善养生［M］．上海：上海科学技术出版社，2017.

30. 姚定泉，何智敏. 抗癌食疗一本通［M］. 长沙：湖南科学技术出版社，2017.

31. 云普. 肝病的治疗与调养［M］. 上海：上海科学技术文献出版社，2018.

32. 徐承德. 实用中医内科诊疗学［M］. 上海：上海交通大学出版社，2018.

33. 刘利生. 2000 个应该知道的生活常识［M］. 赤峰：内蒙古科学技术出版社，2018.

34. 林丽珠，肖志伟，陈壮忠. 三师而行，远离肝癌［M］. 广州：广东高等教育出版社，2018.

35. 郑心. 肿瘤中西医结合预防与治疗［M］. 济南：山东科学技术出版社，2018.

36. 程井军. 中西医结合肿瘤康复治疗［M］. 北京：世界图书出版公司，2019.

37. 张旭光. 现代护理技术与要点［M］. 长春：吉林科学技术出版社，2019.

38. 北京医轩国际医学研究院. 临床肿瘤学研究［M］. 南昌：江西科学技术出版社，2019.

39. 李长仔. 临床肿瘤诊疗新进展［M］. 开封：河南大学出版社，2020.

40. 郝杰，李进，马军，等. 常见恶性肿瘤诊疗指南 2020［M］. 北京：人民卫生出版社，2020.

41. 赫捷. 中国临床肿瘤学会 CSCO 常见恶性肿瘤诊疗指南［M］. 北京：人民卫生出版社，2020.

42. 中国临床肿瘤学会. 原发性肝癌指南 2020［M］. 北京：人民卫生出版社，2020.

43. 周岱翰. 中医肿瘤学［M］. 广州：广东高等教育出版社，2020.

44. 中国抗癌协会肝癌专业委员会. 原发性肝癌的临床诊断与分期标准［J］. 中华肝脏病杂志，2001，9(6)：324.

45. 杨小兵，胡学军，吴万垠，等．中医体质类型与原发性肝癌预后的相关性［J］．时珍国医国药，2011，22(4)：992－994.

46. 莫春梅，荣震，胡振斌，等．穴位敷贴治疗原发性肝癌腹水80例疗效观察［J］．湖南中医杂志，2013，29(4)：11－13.

47. 王艳，金媛媛，陈昊．不同部位芬太尼贴剂贴敷治疗晚期肝癌中度癌性疼痛的临床观察［J］．新疆中医药，2014，32(2)：18－20.

48. 王勇芳，肖春玲，卓晓英，等．穴位贴敷联合饮食干预在肝癌介入术后病人恶心呕吐护理中的应用［J］．临床护理志，2015，14(1)：24－26.

49. 孙兴华，洪月光，汪旻琦，等．消癥止痛贴穴位贴敷对肝癌镇痛作用的临床疗效观察［J］．解放军预防医学杂志，2016，34(1)：128.

50. 金霞，方芳，俞静娴．肝癌病人经肝动脉插管化疗栓塞术后呕吐的护理研究进展［J］．上海护理，2017，17(6)：62－65.

51. Chun, YS Pawlik TM, Vauthey JN. 8th Edition of the AJCC cancer staging manual：pancreasand hepatobiliary cancers［J］. Ann Surg Oncol, 2018, 25(4)：845－847.

52. Zeng HM, Chen WQ, Zheng RS, et al. Changing cancer survival in China during 2003－15：a pooled analysis of 17 population－based cancer registries［J］. Lancet Global Health, 2018, 6(5)：555－567.

53. 中华人民共和国国家卫生健康委员会．癌症疼痛诊疗规范(2018年版)［J］．临床肿瘤学杂志，2018，23(10)：937－944.

54. 张柳花．穴位贴敷联合情志护理对肝癌术后病人负性情绪及生活质量的影响［J］．当代护士，2018，25(10)：82－85.

55. 张蕾，卢义．中药内服联合穴位贴敷法治疗肝癌腹水的疗效观察［J］．心理月刊，2018，13(10)：216.

56. 俞文方，沈华江．中药穴位贴敷治疗肝癌癌痛疗效观察与护理体会［J］．新中医，2018，50(12)：245－248.

57. 郑荣寿，孙可欣，张思维，等．2015年中国恶性肿瘤流行情况分析［J］．中华肿瘤杂志，2019，41(1)：19－28.

58. 郑树森，徐骁，陈峻，等．中国肝癌肝移植临床实践指南（2018 版）［J］．临床肝胆病杂志，2019，35（2）：275 – 280.

59. Ferlay J, Colombet M, Soerjomataram I, et al. Estimating the global cancer incidence and mortality in 2018：GLOBOCAN sources and methods［J］. Int J Cancer,2019,144(8):1941 – 1953.

60. 魏文强，沈洪兵．中国癌症防控历史、现状与展望［J］．中华疾病控制杂志，2019，23（10）：1165 – 1168，1180.

61. 曹宏伟，李赛华，胡海龙．原发性肝癌手术治疗的生存率及影响因素研究［J］．中国卫生标准管理，2019，10（24）：17 – 20.

62. 余锡贺，欧章松，王爱井，等．大黄穴位贴敷联合阿片类药物治疗晚期肝癌疼痛的临床疗效观察［J］．北方药学，2020，17（1）：43 – 44.

63. 中华人民共和国国家卫生健康委员会医政医管局．原发性肝癌诊疗规范(2019 年版)［J］．肝癌电子杂志，2020，7（1）：5 – 23.

64. 欧美同学会医师协会肝胆分会，中国研究性医院学会分子诊断专委会，中国临床肿瘤学会肝癌专委会，等．肝胆肿瘤分子诊断临床应用专家共识［J］．中华肝胆外科杂志，2020，26（2）：81 – 89.

65. 应倩，汪媛．肝癌流行现况和趋势分析［J］．中国肿瘤，2020，29（3）：185 – 191.

66. 曹梦迪，王红，石菊芳，等．中国人群肝癌疾病负担：多数据源证据更新整合分析［J］．中华流行病学杂志，2020，41（11）：1848 – 1858.

67. 栾英辉，张华东，栾世顺．穴位贴敷消肿止痛贴和中药颗粒对缓解肝癌疼痛的临床效果和机理分析［J］．智慧健康，2020，6（14）：185 – 186，188.

68. 陈晓丹，卢敏凤，章文龙．穴位贴敷联合隔盐灸对腹腔镜肝切除术后病人胃肠功能恢复的影响［J］．中国药物与临床，2020，20（16）：2727 – 2729.

69. 潘海琳，潘伟健，陈楚裕，等．中药药效成分对肝脏毒性影响的研究进展［J］. 临床合理用药杂志，2020，13(27)：179–181.

70. 薛丽娟，管云，张玲，等. 中医穴位贴敷用于肝癌介入术后便秘中的临床效果观察［J］. 实用妇科内分泌电子杂志，2020，7(28)：183–184.

71. 中国抗癌协会肝癌专业委员会. 中国肝癌多学科综合治疗专家共识［J］. 肿瘤综合治疗电子杂志，2021，37(2)：43–51.

72. 牛玉清，杨冰，王丽，等. 抗肝癌中药作用机制研究进展［J］. 中医肿瘤学志，2021，3(6)：88–96.

73. 李卓颖，项永兵. 肥胖与原发性肝癌关系的流行病学研究进展［J］. 中国肿瘤，2021，30(9)：711–720.

74. 国家重大疑难疾病(原发性肝癌)中西医临床协作组. 原发性肝癌中西医结合诊疗专家共识［J］. 中医药导报，2021，27(9)：101–107.

75. 李灵常，胡灿红. 吴茱萸贴敷涌泉穴治疗肿瘤相关性失眠的临床观察［J］. 内蒙古中医药，2021，40(10)：122–124.

76. 刘玲兰. 芍药甘草汤加味穴位贴敷联合镇痛药治疗原发性肝癌疼痛的疗效观察［D］. 福州：福建中医药大学，2020.